健康ライブラリー　イラスト版

高次脳機能障害のリハビリがわかる本

監修　橋本圭司
はしもとクリニック経堂理事長
昭和大学医学部リハビリテーション医学講座准教授

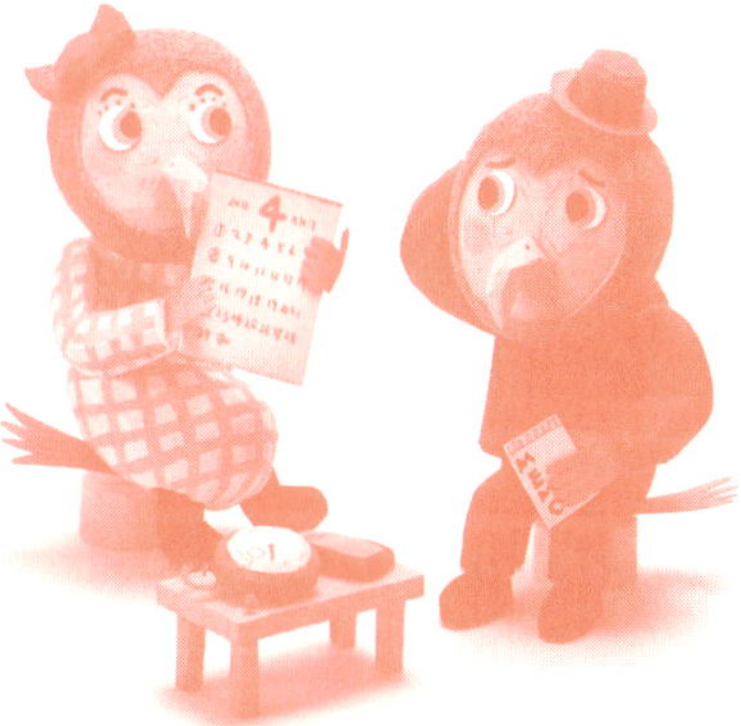

講談社

まえがき

ある日突然、身近な家族や友人、会社の同僚などが、なにごとにもやる気がなくなったり、人が変わったように怒りっぽくなったり、さっき言われたことを忘れてしまったり、同じ間違いを何回もくり返したり、といったような、周囲からは不可解な行動をするようになったら、あなたはなにを考え、どのように対応するでしょうか。

このような心の機能の問題が、脳の損傷によって起こる場合があります。それが「高次脳機能障害」です。

高次脳機能は、脳の機能で説明のつく心の機能（認知機能）全般のことを指します。しかしながら、認知機能は、外見からは判断しにくく、どこまでが正常で、どこからが異常かの明確な区分けが困難なことから、長い間、医療や福祉の現場では見過ごされてきました。

このような状況を問題視した厚生労働省は、二〇〇一年から五年間、国の施策として「高次脳機能障害支援モデル事業」を実施し、診断基準を作成しました。その甲斐あってか、近年、高次脳機能障害は、リハビリテーション医療や福祉、就学・就労支援などの各現場で、注目されるようになりました。

そのいっぽうで、高次脳機能障害という学術用語は、一般の人々には大変難しい言葉であり、まだまだ広く社会全般には認識されていないように思われます。

この本では、「高次脳機能障害」をどのように改善させたらよいのか、当事者ばかりではなく、周囲の人々が知っておくべきリハビリテーションの実際を解説いたします。

リハビリテーションの本当の意味は、なにかがうまくできない患者さんをつかまえて、あれやこれや評価して指摘して、患者さんのお尻をたたいておこなうものではなく、患者さんが示すさまざまな特徴をいかに周囲が受け入れ、それとどのように折り合いをつけ、精神的な成長を遂げていけるかという過程そのものではないかと私は考えています。

はしもとクリニック経堂理事長
昭和大学医学部リハビリテーション医学講座准教授
橋本 圭司

高次脳機能障害のリハビリがわかる本

もくじ

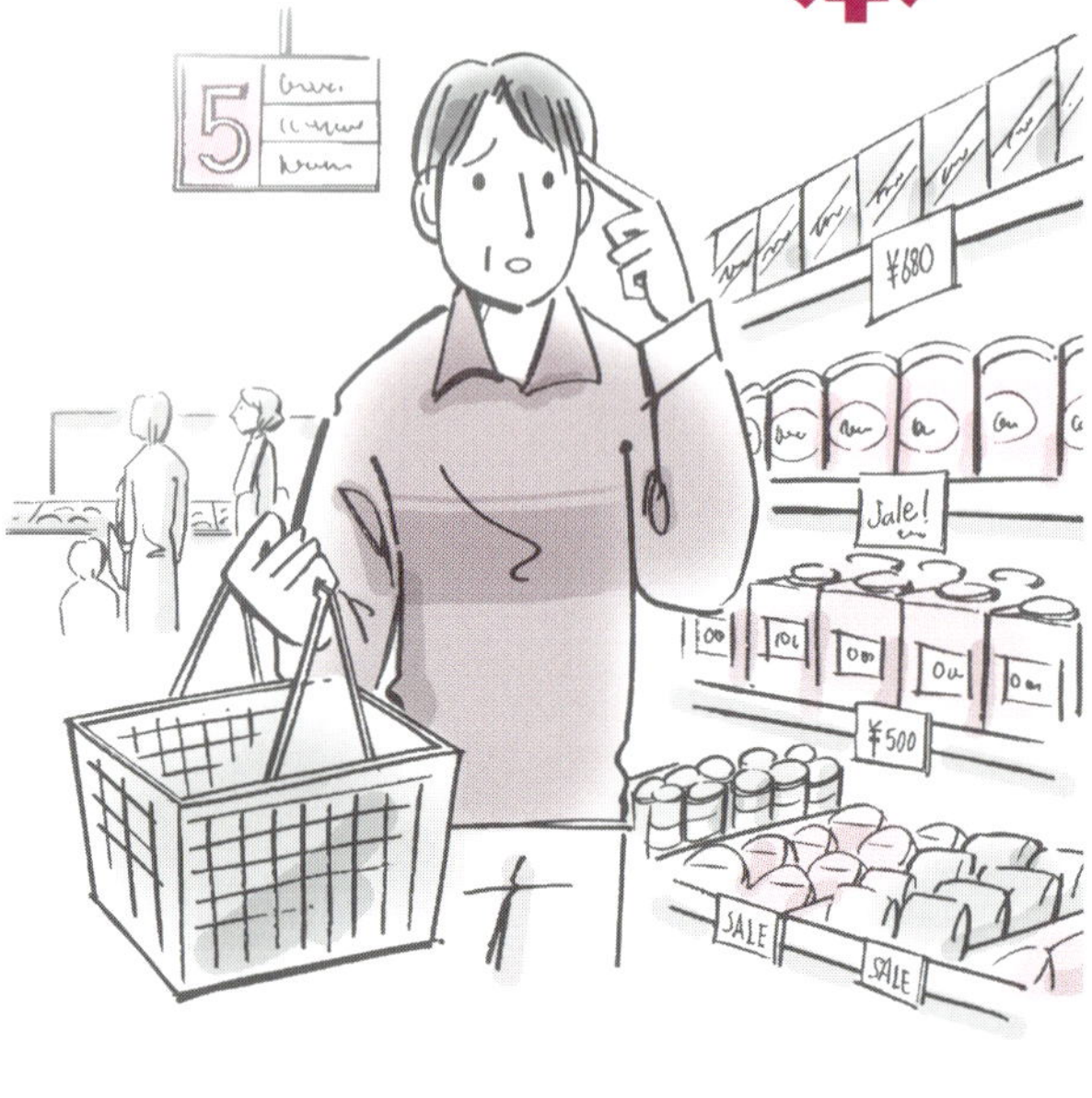

2 リハビリで「機能の奏和」をめざす …… 17

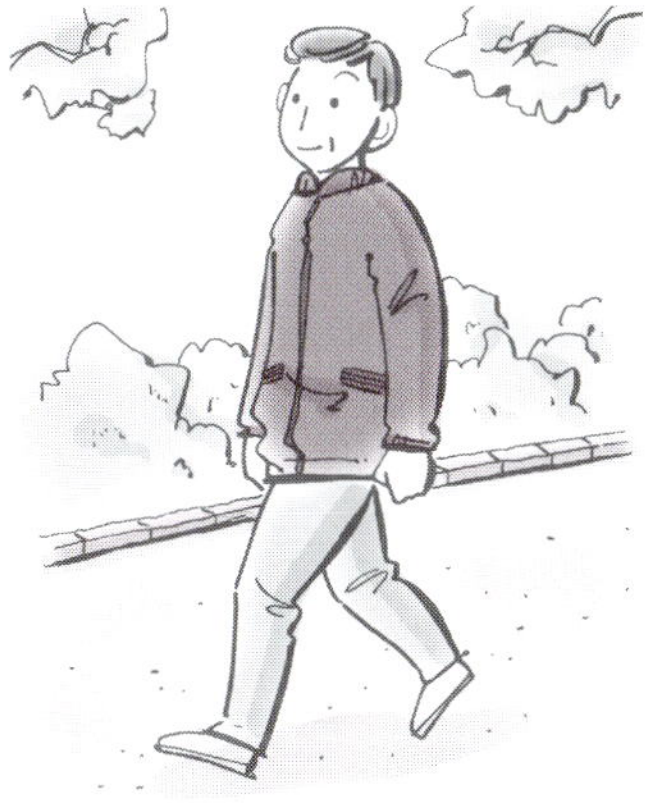

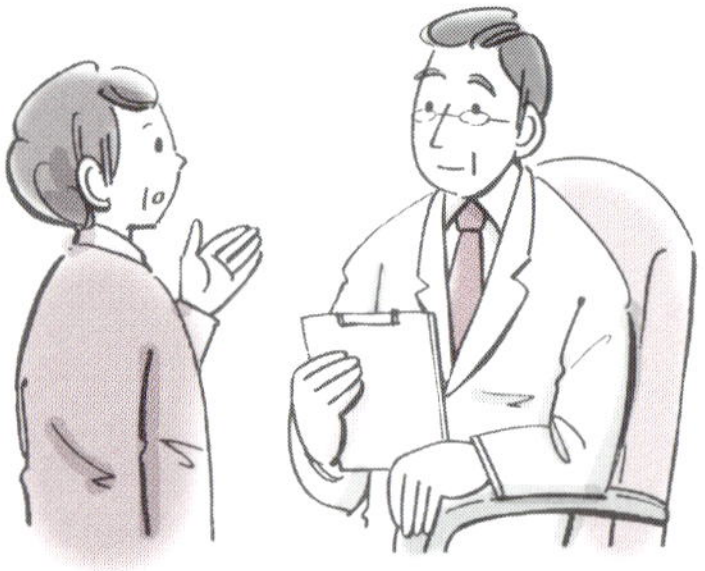

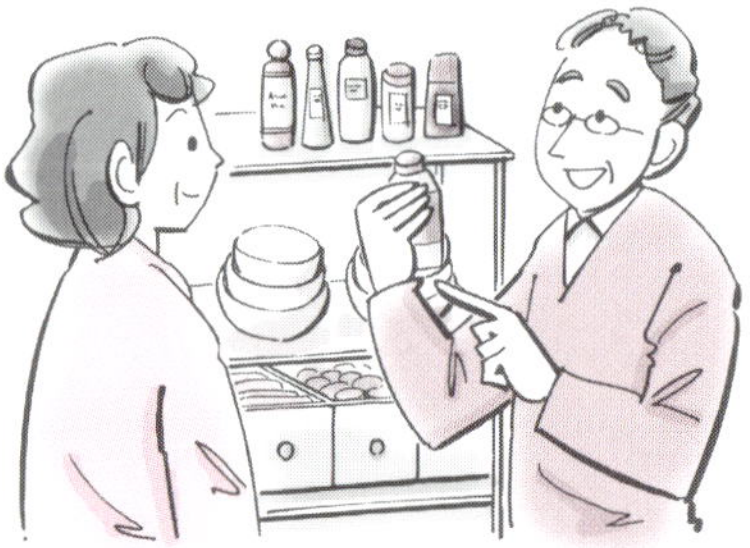

高次脳機能障害のリハビリ

できることから、はじめてみよう!

高次脳機能障害とは

高いレベルの

生命維持や運動、
感覚といった
もっとも基本的な
脳機能より「高いレベル」の
機能という意味。
また、人間以外の動物にはない、
人間ならではの
高度な脳の機能
でもあります。

脳の働きの

心臓を動かし、呼吸・循環・
意識・覚醒を維持する機能、
五感をつかさどる機能、
体を動かす機能、
言語・行動・認知に関わる機能、
これらはすべて「脳の働き」。
生命維持から人間らしい
活動をする機能
まであります。

障害のこと

病気や事故などなんらかの
理由で脳が損傷した場合、
機能の障害が起こります。
生命維持の機能に障害が起こると、
生命の危機となります。
高次脳機能障害は、
言語・行動・認知など高い
レベルの機能に障害が起き、
社会生活が困難に
なった状態です。

高次（高いレベル）とは

高次脳機能

おもに認知機能のこと

脳機能のなかで、感覚・運動・生命維持機能とは異なる、高いレベルの認知機能のことを高次脳機能という。感情のコントロールや意識の集中、記憶、思考などの働きがある。心の働きともいえるが、同時に、脳機能として説明できるところがポイント。大脳全体の働き。

- 感情をコントロールする
- 知覚情報から必要なものを選別する
- 意識を集中し、持続させる
- 言葉の意味やものの名前を覚え、経験してきたことを蓄積する
- ものごとを計画して実行する
- さまざまな可能性を考え、論理的に決断する
- 思いえがいた行動を実際におこなう

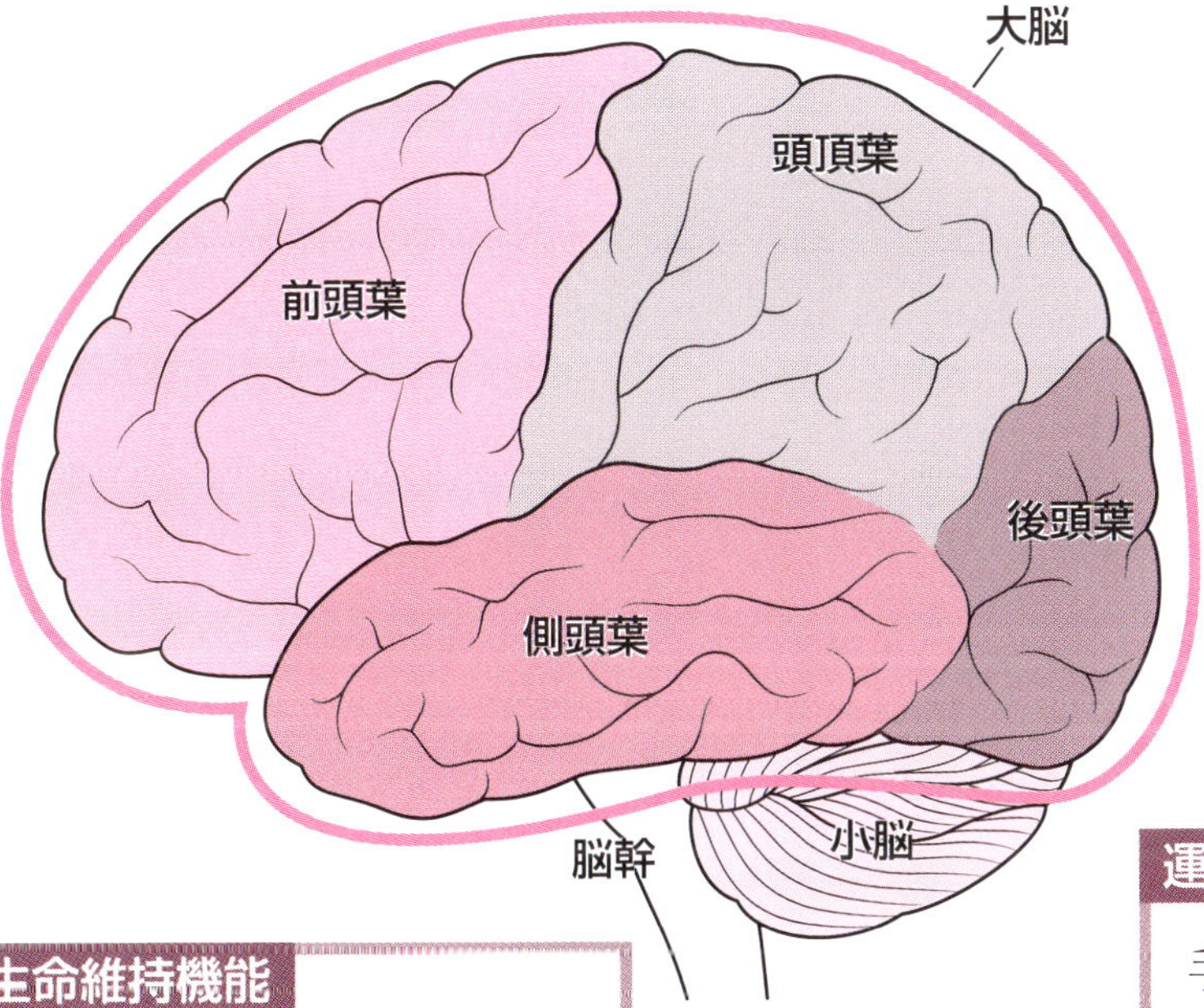

感覚機能

情報を感じとる

目・耳・鼻・舌・皮膚などの感覚器官で感じ、視覚・聴覚・嗅覚《きゅうかく》・味覚・触覚で得たことを情報として認識する。主に大脳の働き

生命維持機能

心臓などを動かす

呼吸・心拍・意識・覚醒・睡眠など、生きていくために最低限必要な機能。無意識におこなわれる生命維持。主に脳幹の働き

感覚機能や運動機能、生命維持機能は、人間以外の動物ももっている、比較的低いレベルの基本的な機能

運動機能

手足を動かす

感覚機能で得た認識に従って、手足や顔を動かす。外部から入ってきた情報に対する、外部へのなんらかの意思表示。主に大脳皮質の運動野や小脳の働き

脳機能障害のリハビリとは

できないことがある

聞く・読む・話す・書くがうまくできなくなったり、ものごとを覚えられなくなります。思ったように体を動かしづらい人も。疲れやすくなって集中力が続かず、イライラして感情をおさえられなくなることもあります。

できることもある

失われた機能をとり戻すことに努力しがちですが、いま「できること」を伸ばしていくことで、毎日の生活に困らなくなります。記憶障害があっても、スケジュール表をつくったり、メモをとることで補えるのです。

社会に出てリハビリする

病院で治してもらおう、と病院任せにしてしまっては、なかなかリハビリは進みません。ふだんの生活の場で日常をとり戻しましょう。職場に復帰しようというのであれば､職場に戻って、できることからはじめます。

必ずよくなる

障害がよくなるということは、必ずしも失われた機能が回復することではありません。「できること」をみつけて伸ばすことです。できることは年々増えていくので、毎日の生活が向上します。必ず「よくなる」のです。

**高次脳機能障害は
必ずよくなる!**

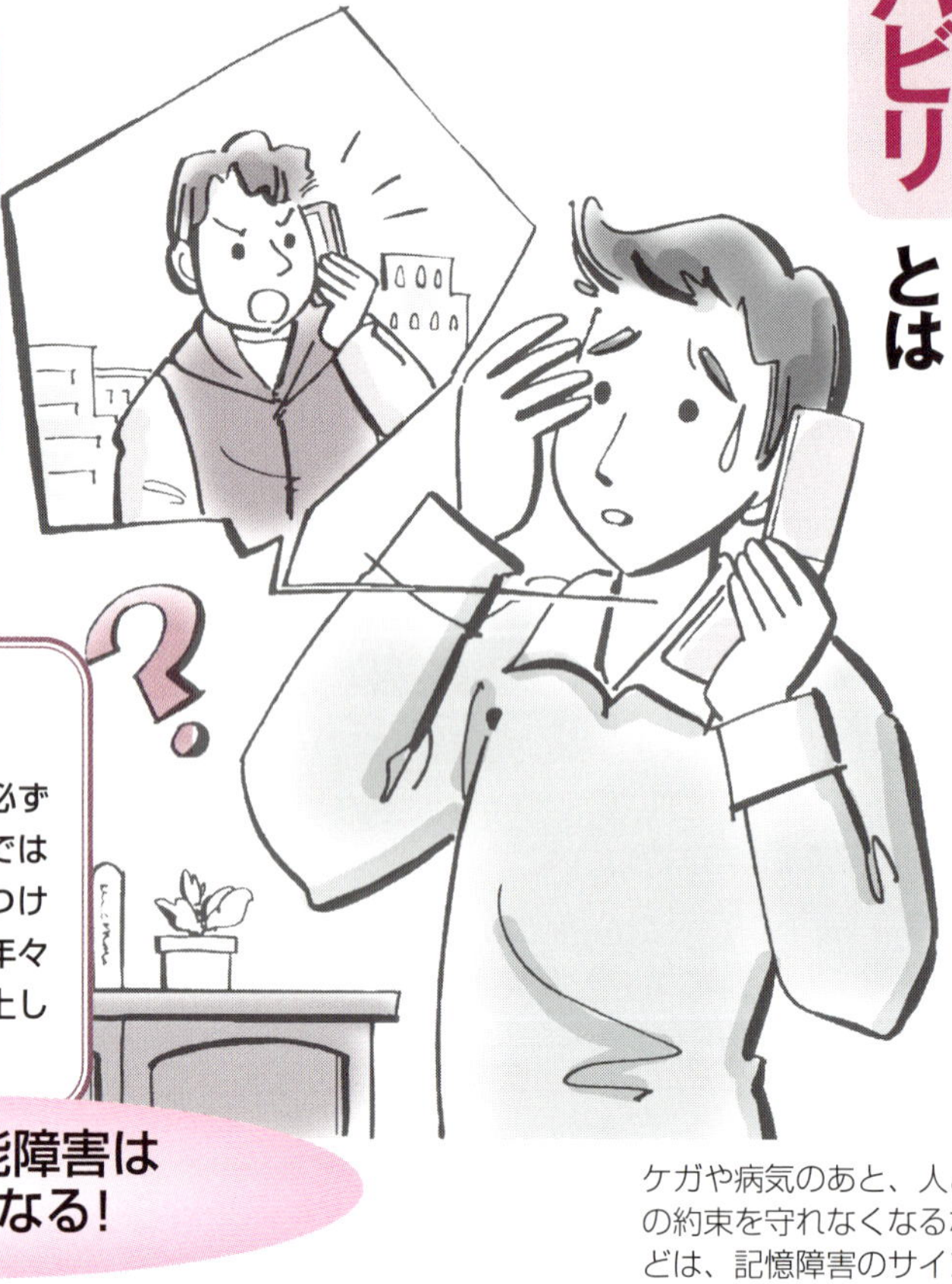

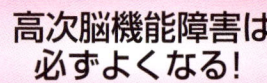

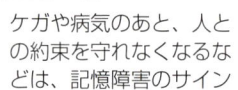

ケガや病気のあと、人との約束を守れなくなるなどは、記憶障害のサイン

1

リハビリの前に、深呼吸して体を動かす

脳を損傷した場合、脳が疲れやすく、
ボーッとしたり、意欲が薄れやすくなっています。
姿勢を正して、視覚からの刺激を増やし、
深呼吸で脳幹に酸素を送りましょう。
脳の運動機能が整い、リハビリの準備ができます。

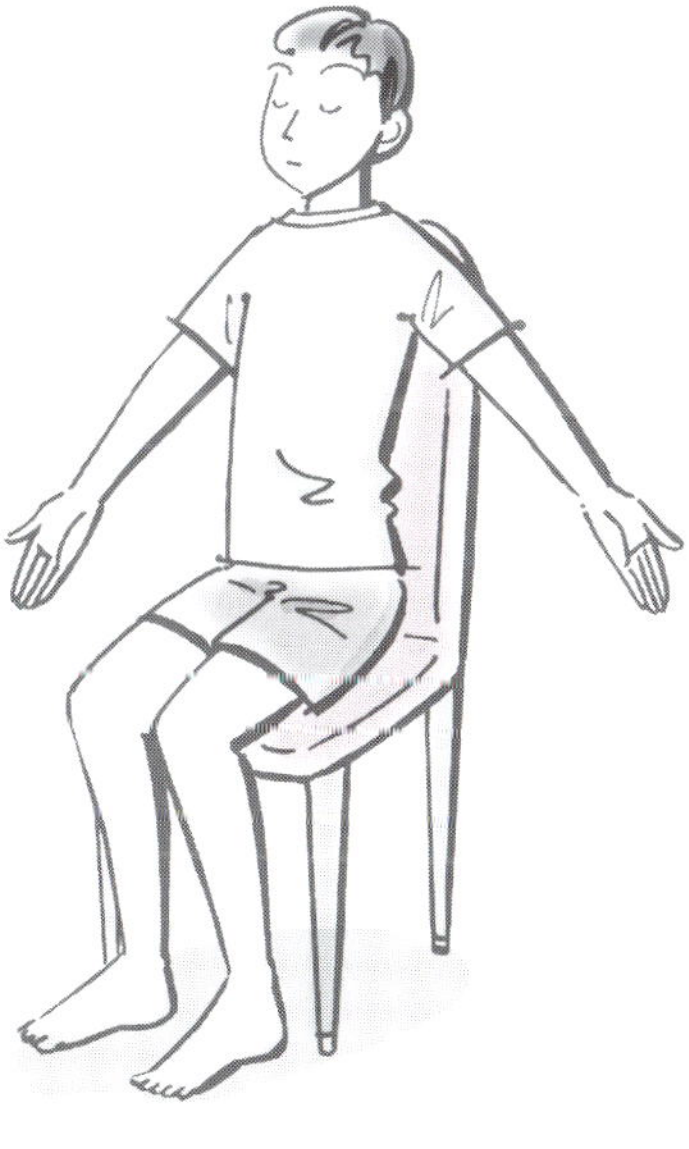

プロフィール

Aさんは50代男性。交通事故で脳を損傷。右足のマヒと左肩関節の痛みが残りました。また、高次脳機能障害の症状を自覚できない「病識の欠如」（66ページ参照）があります。

ケースで知る **本人の気持ち**

いきなり障害なんて言わないで！

高次脳機能障害は、実感しにくい障害です。本人も家族も、すぐに詳細を理解するのは難しいでしょう。最初から「障害」「症状」と言ったり指摘したりせず、生活するなかで、少しずつ以前との違いを感じとっていってください。

1 Aさんは、右足のマヒで歩行が不自由。左肩には痛みが残っています。うまく話せない、疲れやすいなどの症状もあります。

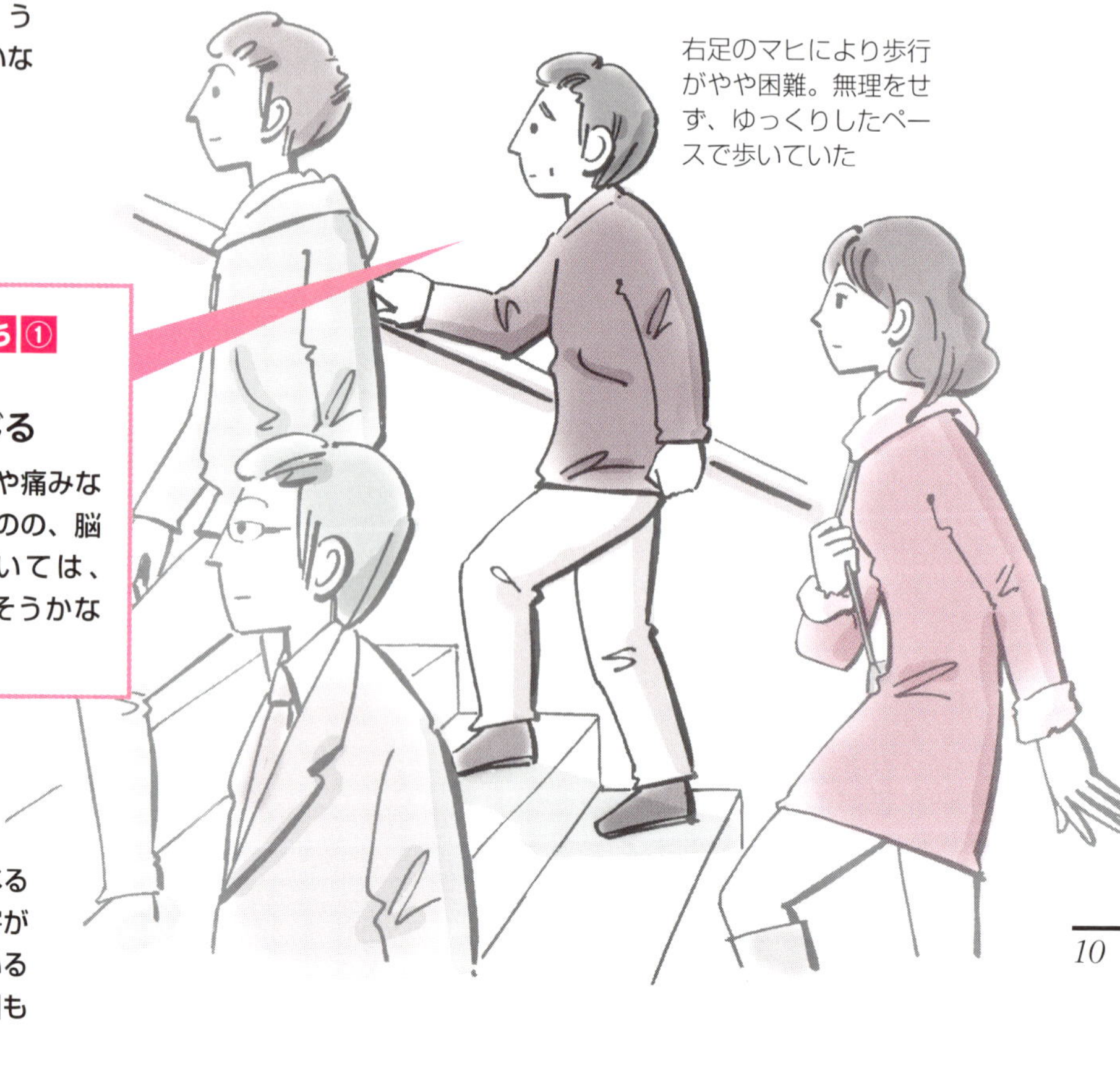

右足のマヒにより歩行がやや困難。無理をせず、ゆっくりしたペースで歩いていた

本人の気持ち①

体の不調はなんとなく感じる

運動機能の不調や痛みなどの認識はあるものの、脳の機能障害については、「言われてみればそうかなあ」程度の認識。

2 身体的な不調に比べると、高次脳機能障害が日常生活にどう影響しているのか、はじめは本人も周囲も理解しにくいものでした。

❸ 高次脳機能障害には、自分の障害に気づかない、自覚できないという症状があります。Aさんも、リハビリが進むなかで問題に気づいていきました。

❹ まず、疲れやすさに気づきました。そして周囲の意見を受け入れ、疲れたら何分休むなどのルールをつくりました。

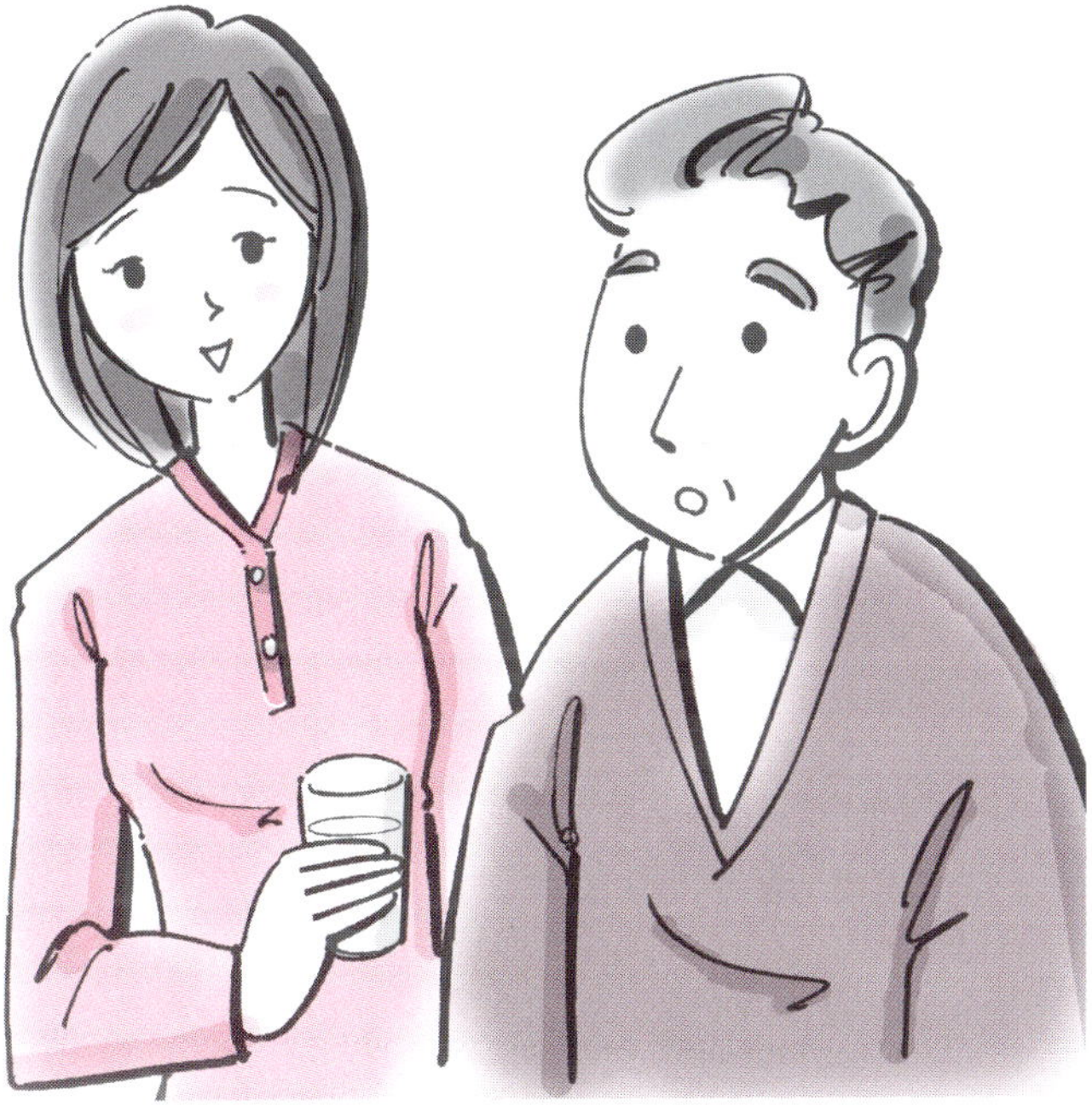

熱中すると行動が止まらない。周囲の人に指摘してもらい、水を1杯飲んでひと区切り

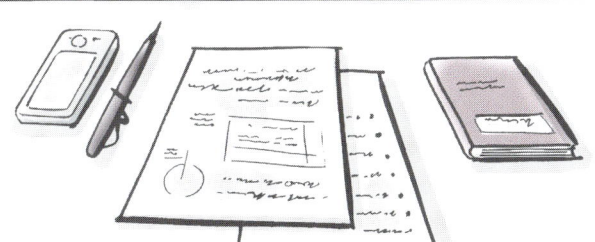

緊張はリハビリの大敵。肩のストレッチでリラックス

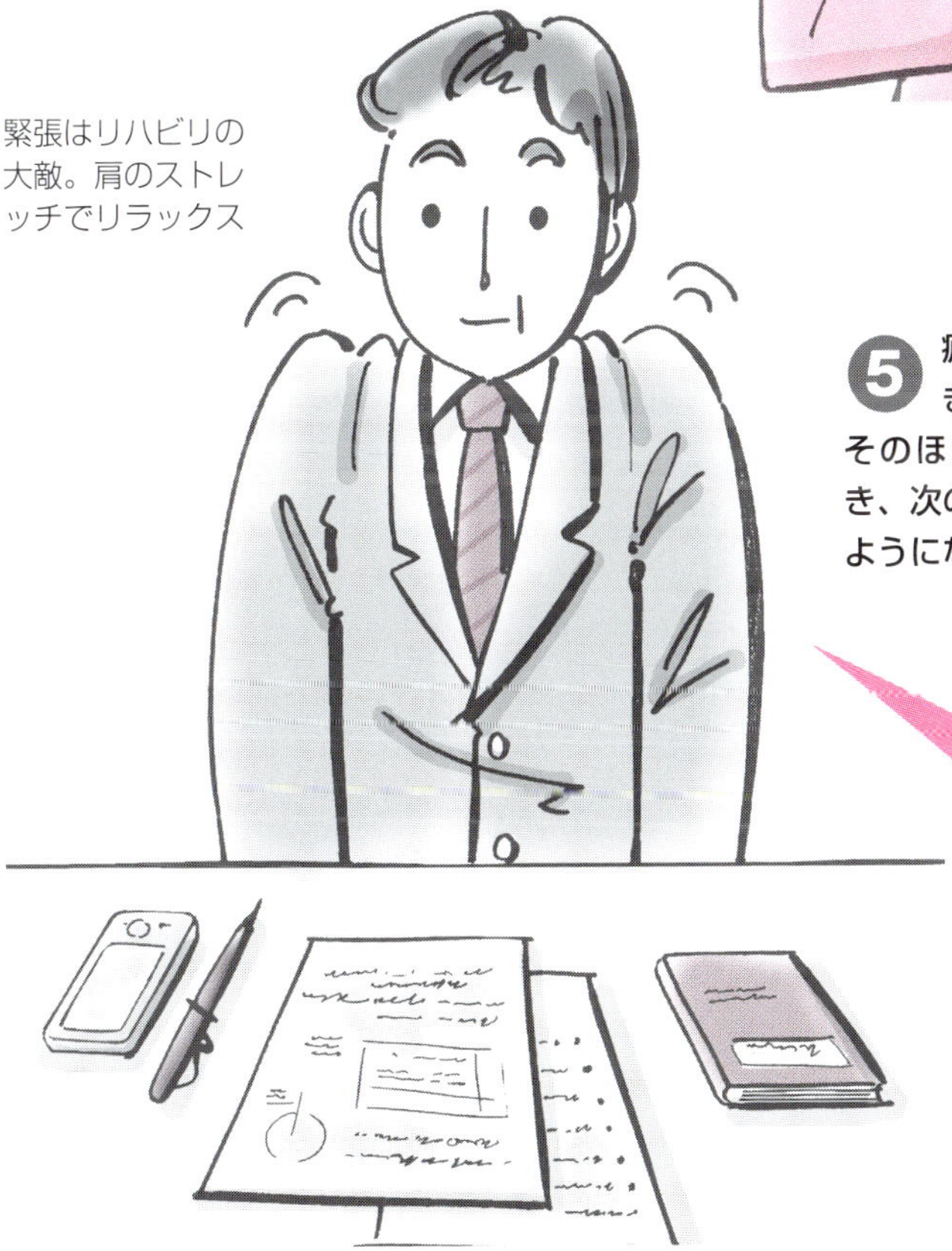

❺ 疲れをコントロールできるようになったら、そのほかの障害の認識ができ、次の解決策が立てられるようになりました。

本人の気持ち②

脳の不調に気づきはじめた

社会生活のなかでリハビリをはじめて2ヵ月。本人もしだいに、高次脳機能障害があるという問題意識をもつようになってきた。

リハビリの前に

リハビリは低次脳機能、高次脳機能の順で

効果的なリハビリには、順番があります。生命維持機能により近いものから順番に整えていくことがリハビリの大原則です。呼吸・感覚・運動と、「低次脳機能」を整えることで、高次脳機能も回復していくのです。

リハビリには順番がある

高次脳機能障害のなかで一番多くみられる記憶障害。リハビリの多くは、失われた記憶力の確認や、記憶を補うメモやスケジュール管理の方法からはじまります。

しかし、あまりうまくいかないのが現状です。記憶力だけが悪い、という人はいないのです。

まずは、もっと基本的な身体機能を整える必要があります。酸欠状態の脳に酸素を送りこみ、意識をはっきりさせて姿勢を正します。

姿勢を正すと、体力がつきます。安全に食事ができ、体が健康になると精神面も健康になる、というように、リハビリには順番があるのです。

脳機能には高次と「低次」がある

脳の機能には、高次脳機能と、生命維持機能など人が無意識におこなっている基本的な体の機能、いわば「低次脳機能」があります。

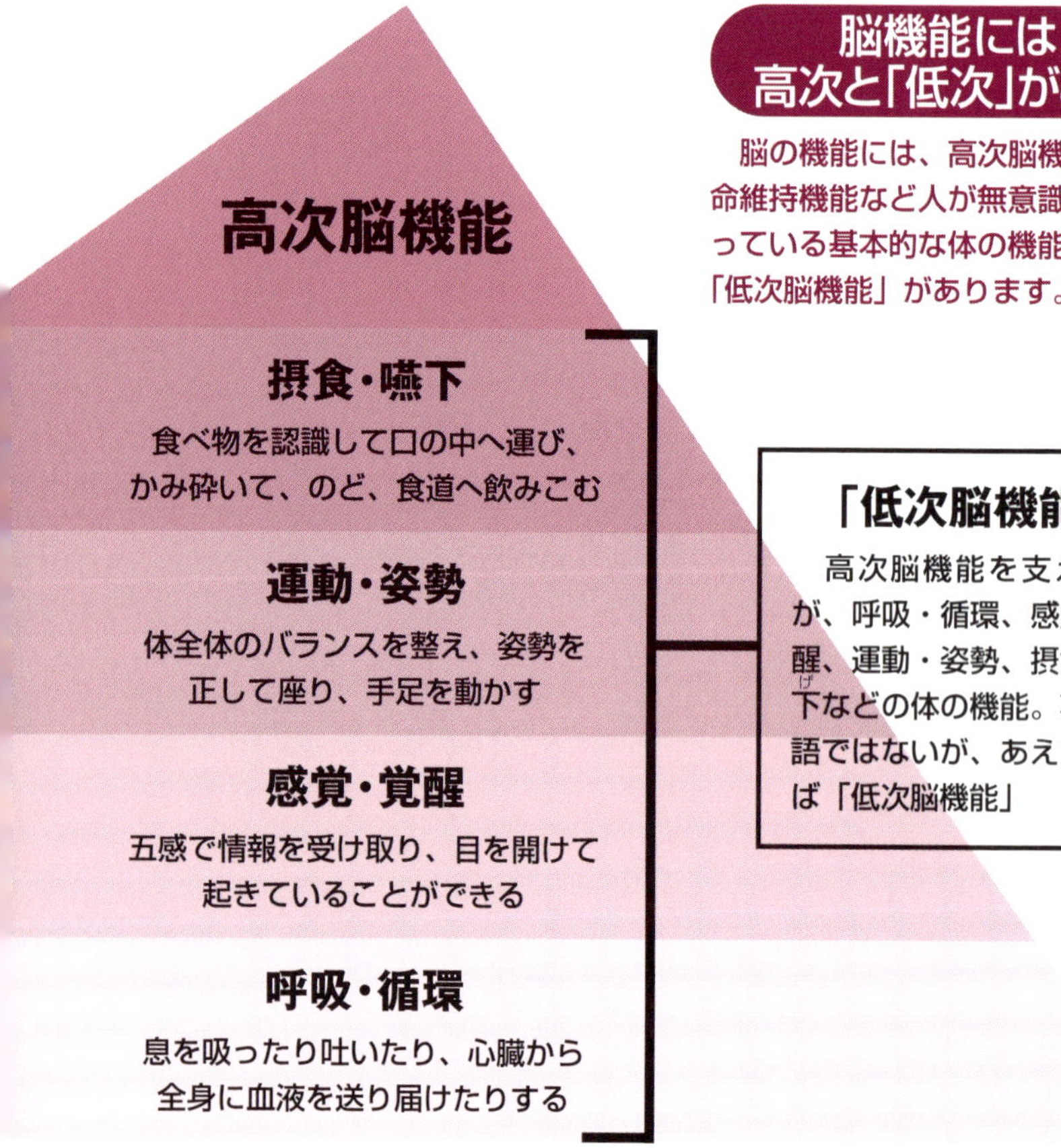

高次脳機能
摂食・嚥下
食べ物を認識して口の中へ運び、かみ砕いて、のど、食道へ飲みこむ
運動・姿勢
体全体のバランスを整え、姿勢を正して座り、手足を動かす
感覚・覚醒
五感で情報を受け取り、目を開けて起きていることができる
呼吸・循環
息を吸ったり吐いたり、心臓から全身に血液を送り届けたりする

「低次脳機能」

高次脳機能を支えるのが、呼吸・循環、感覚・覚醒、運動・姿勢、摂食・嚥《えん》下《げ》などの体の機能。専門用語ではないが、あえていえば「低次脳機能」

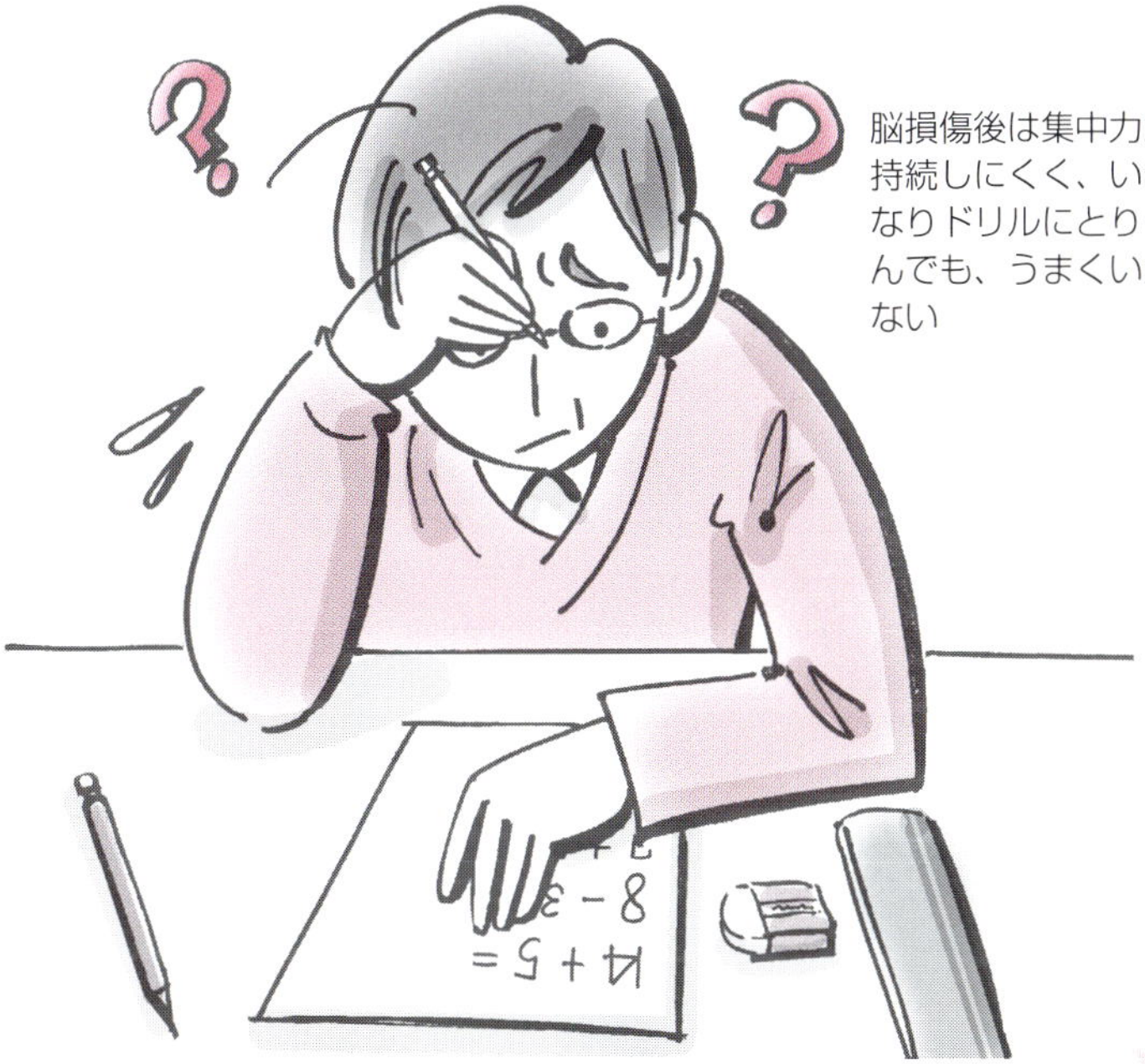

脳損傷後は集中力が持続しにくく、いきなりドリルにとりくんでも、うまくいかない

「低次脳機能」のリハビリからはじめる

低次脳機能の土台の上に、高次脳機能があると考え、まずは、低次脳機能を整えるリハビリからはじめる必要があります。

○ 最後に高度なリハビリ

全身状態を整え、体の耐久力と心の耐久力をつけてから、高度なリハビリをはじめる

× いきなり高度なリハビリ

脳が疲れやすく、すぐにボーッとしてしまう人が、いきなり漢字や計算ドリルなどの高度なリハビリをはじめても、長続きせず、効果も上がらない

「低次脳機能」が整う

栄養をとる

バランスのよい食事で栄養を十分にとることで、体力がつく

（16ページ参照）

運動をする

手足を動かし、血液やリンパの流れをよくして循環機能を高める

（16ページ参照）

目や耳をよく使う

みるものや聞くことの認識を高めることで、頭がすっきりする

（14ページ参照）

深呼吸する

体全体に酸素を送りこむことで、あらゆる身体能力が活性化する

（14ページ参照）

リハビリの前に

最初に姿勢を正して、深呼吸をする

精神的にも肉体的にも疲れやすい、高次脳機能障害。疲れてしまうと、意欲もなくなり、ものが考えられなくなります。疲れをとり、リハビリを進めるために、姿勢を正して、脳に酸素を送りこみましょう。

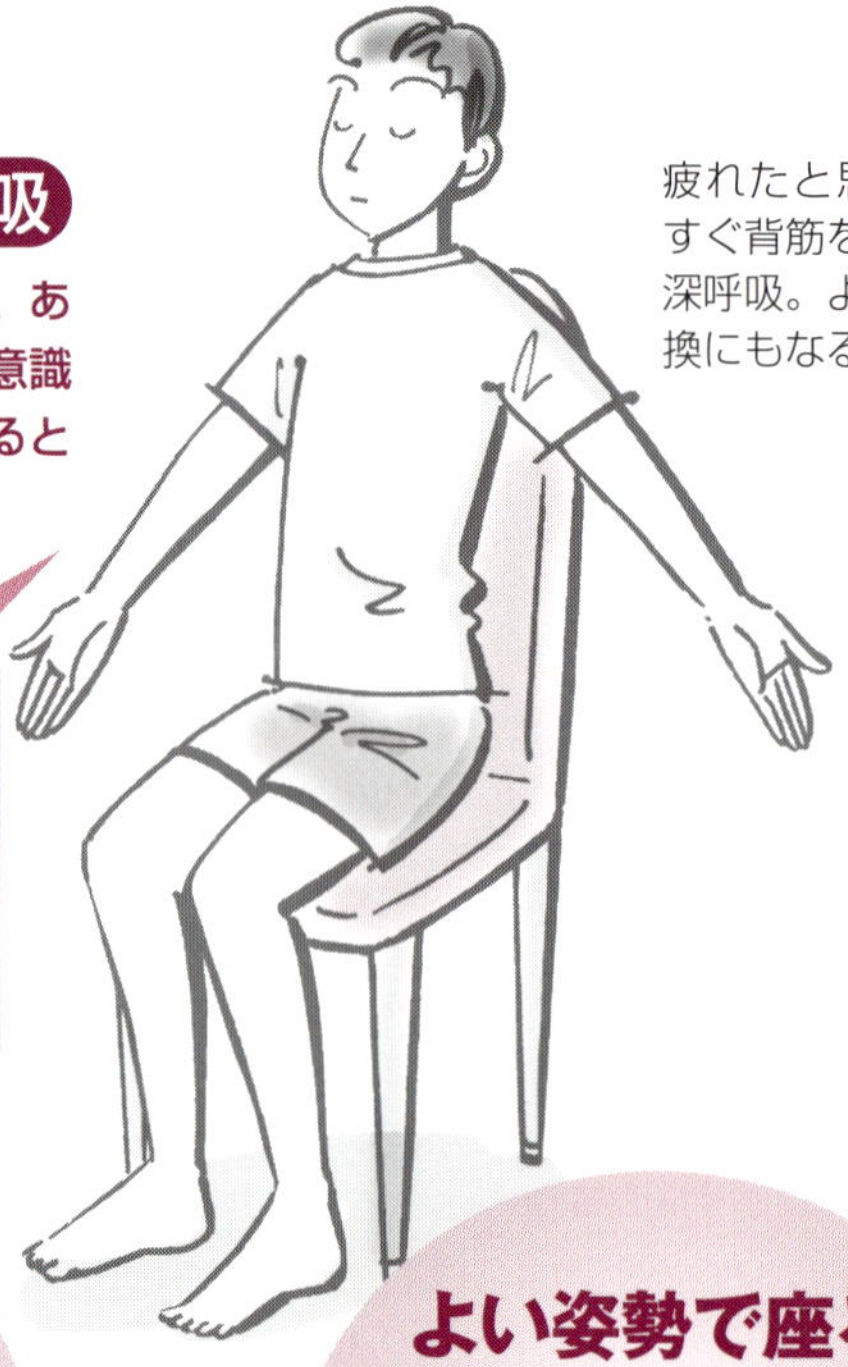
疲れたと思ったら、すぐ背筋を伸ばして深呼吸。よい気分転換にもなる
あごを引いて深呼吸
疲れると背中が丸くなり、あごが上がってしまいます。意識してあごを引き、深呼吸すると体が楽になります。
あごを引く
姿勢を正し、あごを引くだけでも、前向きで精かんな表情になる
よい姿勢で座る
背筋を伸ばし、姿勢を整えると、視覚からの情報が増える。また、骨盤の上に背骨が正しく乗り、楽に座っていられる
深呼吸する
腹式呼吸で、酸素を多くとりこむ。短く吸って、長くはくのがポイント

視野を広げ深呼吸で頭がすっきり

脳を損傷した人は、脳にうまく酸素やエネルギーが供給されず、すぐに頭がぼんやりしてしまう傾向があります。

そこで、座りなおしてあごを引き、背筋を伸ばすと、目の前の景色が二倍から五倍にも広がります。視野が広がったことで視覚刺激が入る後頭葉の働きが活性化され、頭がすっきりしてきます。

次に、短く深呼吸すると、覚醒に関わる「脳幹網様体《のうかんもうようたい》」という場所に酸素が送られます。これでさらにしゃきっとします。

たったこれだけのことが、高次脳機能を伸ばすために有効なリハビリとなるのです。

疲れたときこそ体を動かす

疲れを感じると体を休ませたくなりますが、動かしたほうがよいのです。手足を動かすことで血液循環がよくなり、疲れがとれます。

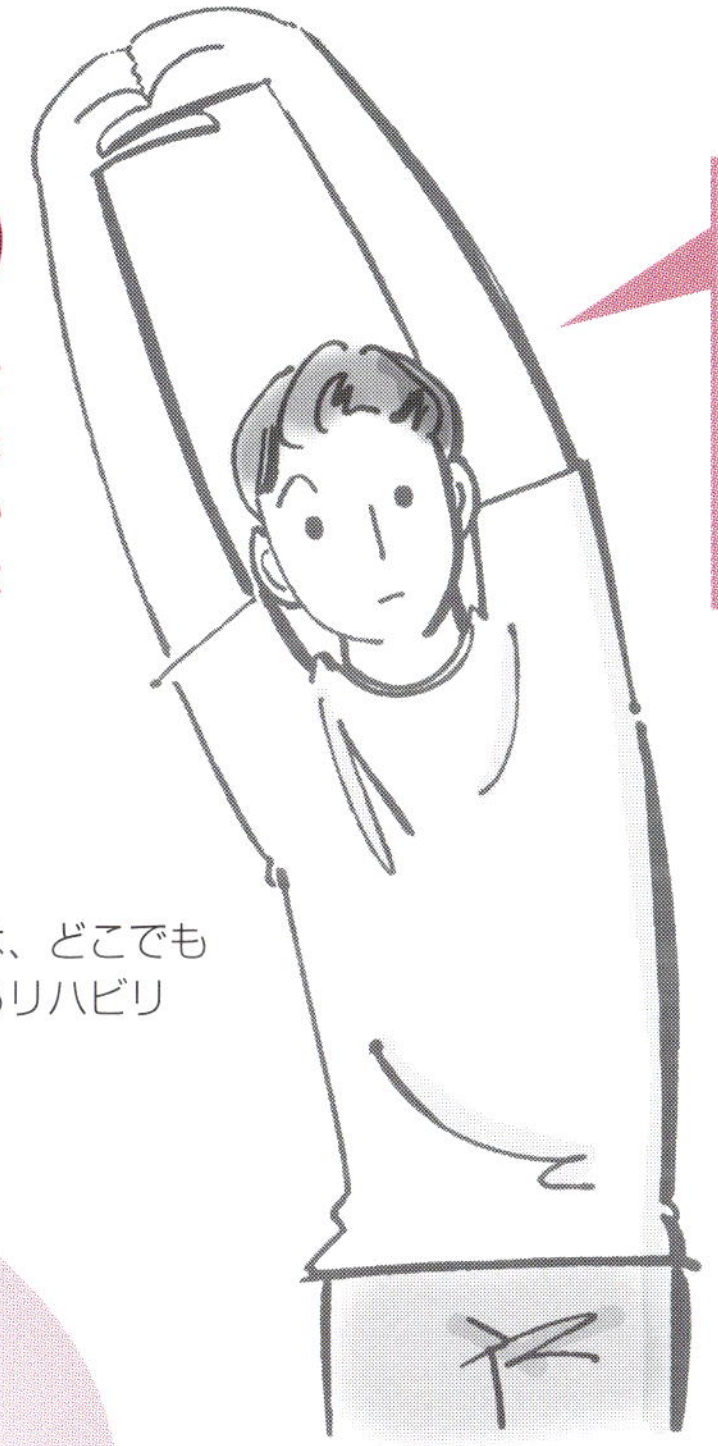

ストレッチは、どこでも簡単にできるリハビリ

ストレッチ

両手を頭の上に組んで、両腕を伸ばす。ストレッチすることで、とどこおっていた体内の血液循環をよくする

マッサージ

血液やリンパの流れにそって、心臓に近い体の中心から、手足、指先に向かって外側に軽くマッサージする

体を動かす

意欲が低下したり、疲れやすかったりで、高次脳機能障害の人は運動不足。体を動かすことで疲れがとれ、意欲もわく

水を飲む

疲れを感じたときのリセット方法として、姿勢を正すこと、深呼吸することに加え、水を飲んで気分をリフレッシュさせる

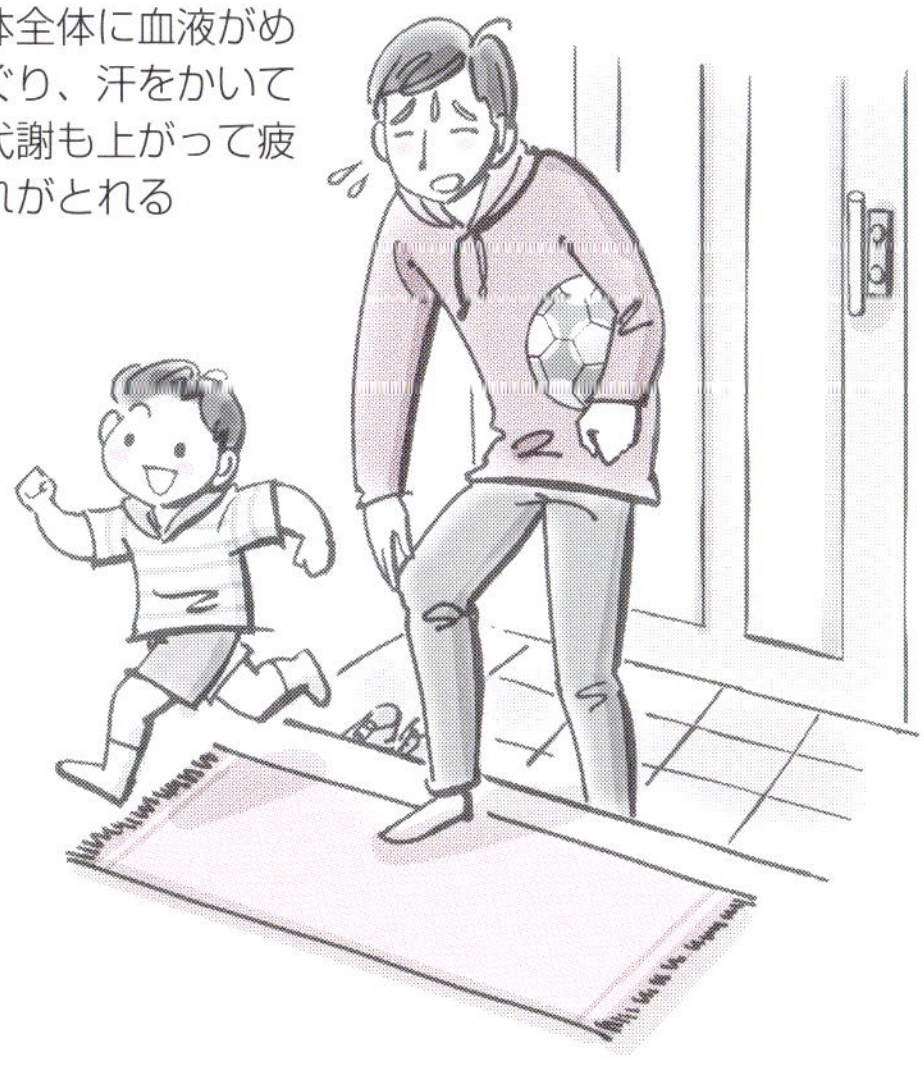

体全体に血液がめぐり、汗をかいて代謝も上がって疲れがとれる

「休日のお父さん」を思い出して

毎日毎日ハードワークで、クタクタのお父さん。休日は昼過ぎまで寝て、あとはゴロゴロして過ごすことが多いでしょう。

でも、そんなことをしても疲れはとれません。アクティブ・レストといって、疲れている休日こそ、体を動かしたほうが、疲れがとれるのです。

疲労の原因は、血液循環の悪さからきています。軽い運動をすることで循環がよくなり、疲れがとれるのです。

リハビリの前に

運動・食事で、体の耐久力をつける

高次脳機能障害の人は、精神的な耐久力が著しく低下しています。精神的な耐久力をつけるには、体の耐久力をつけることです。軽い運動で体力をつけ、きちんと食事をとり、耐久力をつけましょう。

リハビリに必要な体力がつく

動きにくかった手足が動くようになり、疲労感がとれると意欲が出ます。リハビリも次の段階に進むことができます。

体によいことは脳にもよい

耐久力をつけるため、一回三〇分程度の軽い有酸素運動を、一日二回、難しければ朝一回でもおこないましょう。それを週に三回できれば理想的です。

これは、糖尿病の運動療法と同じペースの運動。体によいことは脳にもよいということです。

また、週に二回以上、緑豊かな場所を散歩した人は、しなかった人に比べると、アルツハイマー病の発症率が圧倒的に低いという研究結果もあります。運動している人は、脳の障害になりにくい、ということです。

緑の葉には、フィトンチッドというヒーリング効果のある物質が含まれるともいわれています。

公園など、ヒーリング効果のある緑の多いところをゆっくり歩く

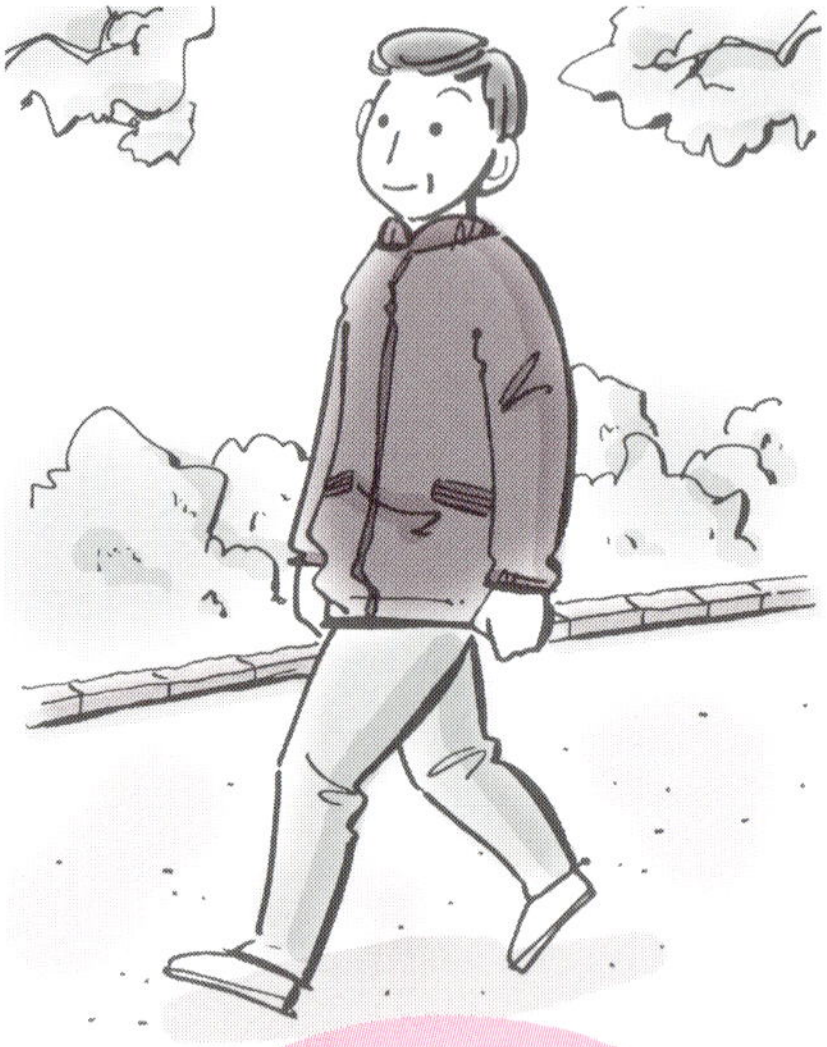

緑の中を30分散歩

買い物ついでの散歩や、犬の散歩を習慣に。体力のある人はサッカーや自転車もよい

毎日きちんと食事する

質のよい栄養をきちんと食事でとるようにする。しっかりかんで味わって食事をすることで、体力がついてくる

体の耐久力がつく

運動してきちんと食事をすることで、長い時間正しい姿勢を保つことができる。精神を支える体の耐久力がつく

2

リハビリで「機能の奏和」をめざす

高次脳機能障害のリハビリは、難しくありません。
障害によってできなくなったことを、それ以外のことで補い、
脳機能全体が調和するように、暮らし方を変えていきます。
休憩のとり方や家族との話し方、道具の活用など、
ちょっとしたことを見直すだけで、状態は改善します。

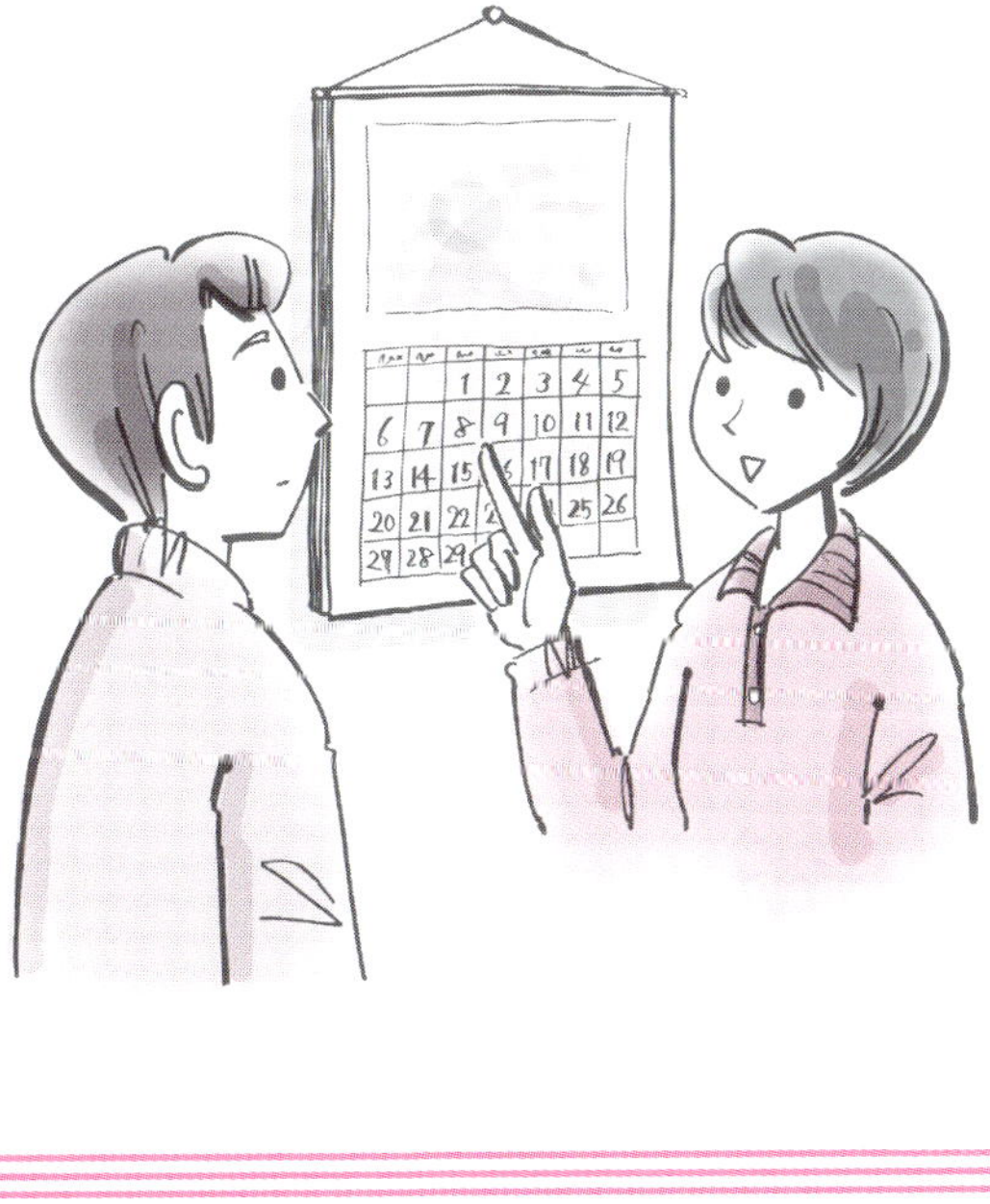

リハビリの考え方

できるかぎり早く退院して地域社会へ

本人や家族は、病院でリハビリをしてよくなってから社会復帰しようと考えがちですが、じつは逆です。なるべく早く家に帰り、社会に戻ることがいちばんのリハビリです。

リハビリをいつはじめるか

ケガや病気の治療が終わり、体が落ち着いてきたら、自宅や地域に戻ることを考えはじめましょう。

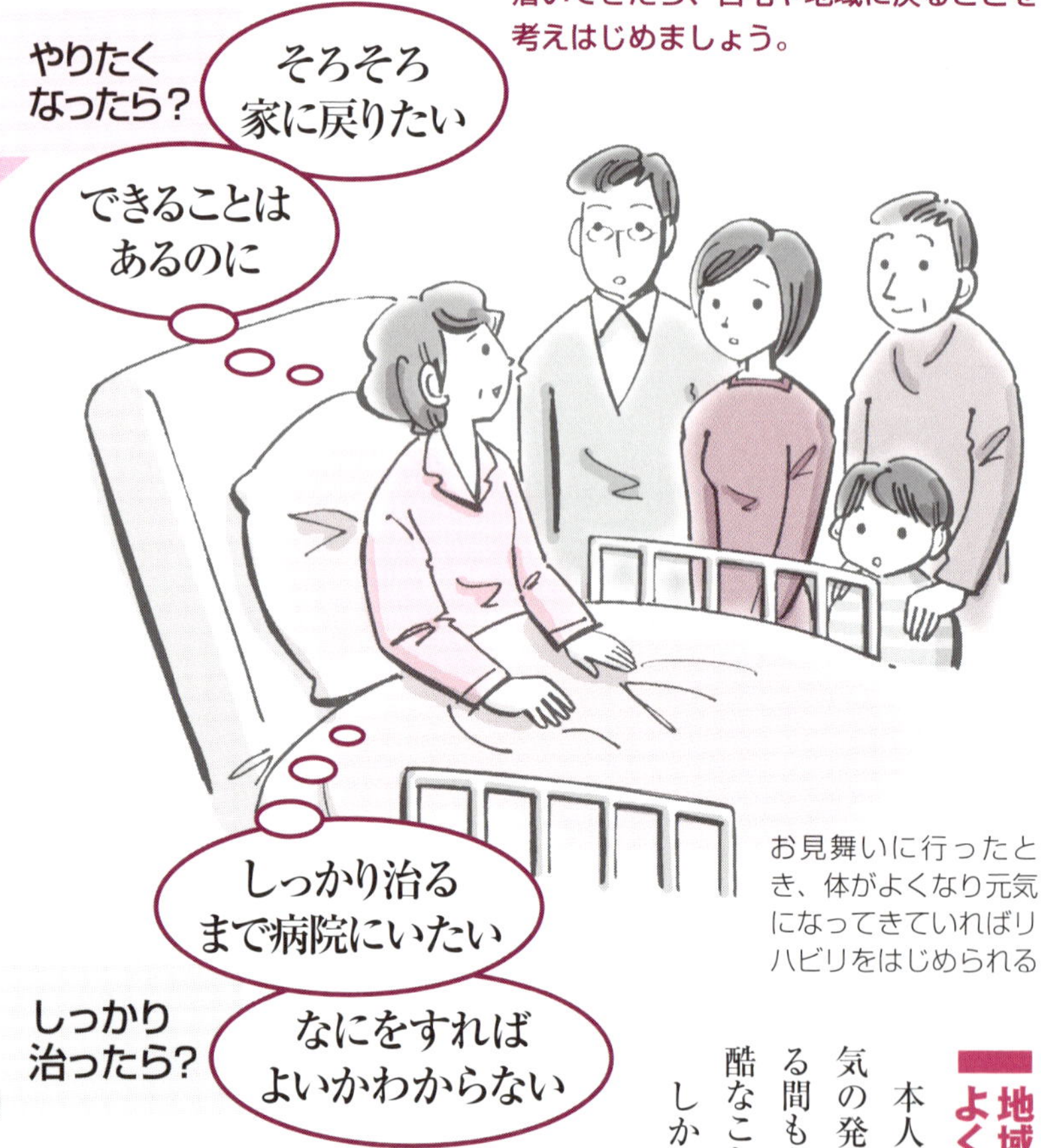
やりたくなったら？
そろそろ家に戻りたい
できることはあるのに
しっかり治るまで病院にいたい
しっかり治ったら？
なにをすればよいかわからない

お見舞いに行ったとき、体がよくなり元気になってきていればリハビリをはじめられる

地域に戻るからよくなる

本人や家族にとって、事故や病気の発症のショックから立ちなおる間もなく、後遺症を考えるのは、酷なことかもしれません。

しかし、できるだけ早くリハビリをはじめなければ、回復がうまく進まないおそれがあります。

病院に長くいるよりも、状態が落ち着きしだい、なるべく早く退院して、地域社会でリハビリをしましょう。自分が本来いるべき場所に帰ると、生きている実感がわき、リハビリが進みます。

POINT

本人と家族は車輪の両輪

本人と家族がどちらも障害を理解していると、リハビリがうまく進む。二つの車輪のようなもので、両者の思いが一致したときにリハビリをはじめるとよい。

今日からできることがある

もとの状態に戻ることをゴールにすると、できないことばかり気になってしまうものです。今日からできることを、ひとつずつやりましょう。

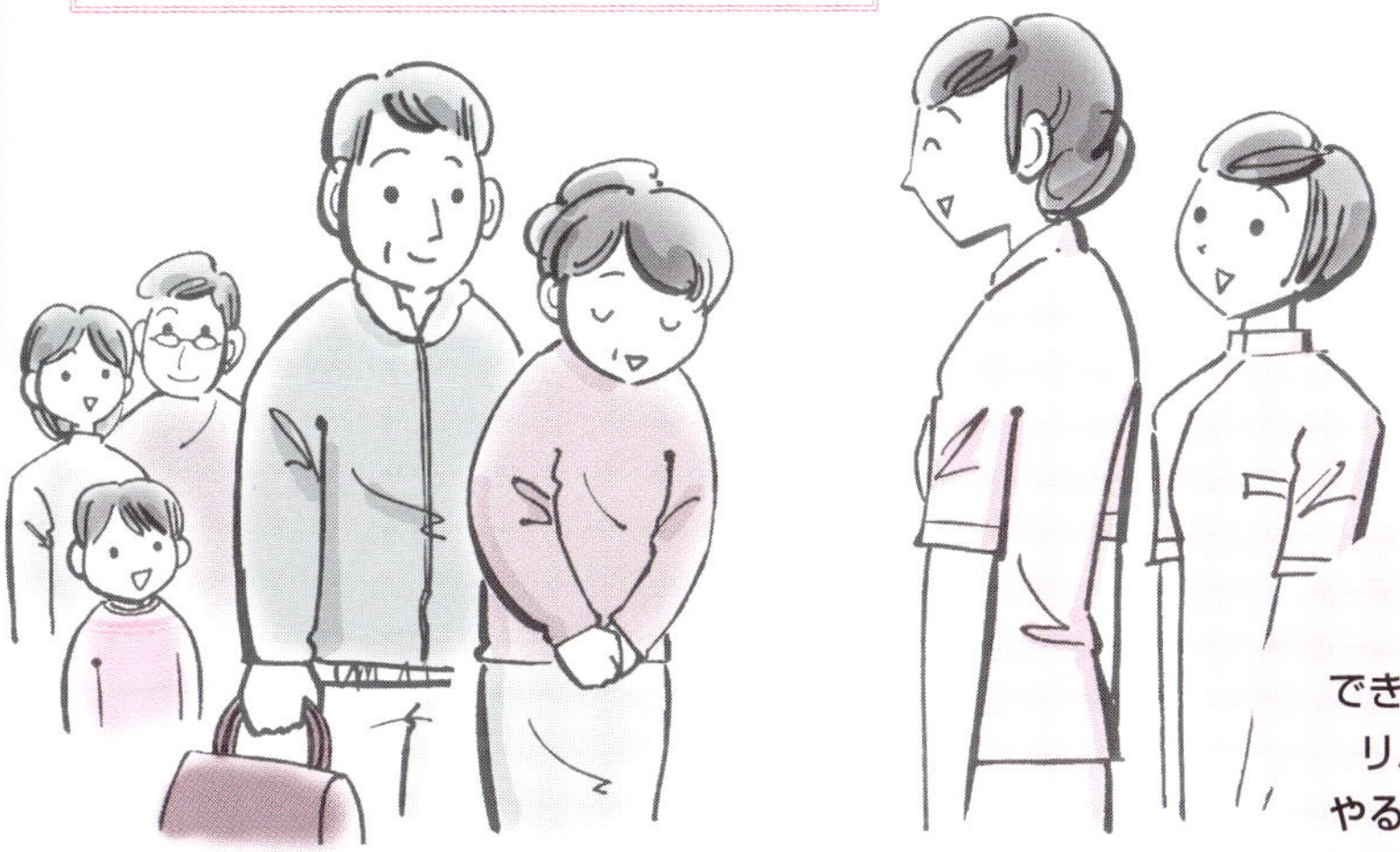

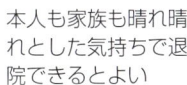

本人も家族も晴れ晴れとした気持ちで退院できるとよい

○ よくなっていく

できることからはじめる

できないことの克服ばかり考えていると、ストレスを感じる。できることの積み重ねで自信をつけると前に進める

モチベーションがもてる

できること、やりたいことをリハビリにとり入れると、やる気になる。リハビリして改善することが喜びに

生活のなかでヒントをつかむ

家庭や地域社会での生活をはじめると、これからの自分に必要なことが具体的にみえてくる。ヒントをつかめる

× なかなかよくならない

「治る」というゴールにとらわれる

もとどおりに治すことをゴールにして、入院生活を続けていると、いつまでも退院できない

手伝ってもらえることに慣れる

入院生活が必要以上に長引き、人に手伝ってもらうことに慣れてしまうと、自分から動くことが減っていく

「病人」になってしまう

院内での数時間のリハビリ以外、一日の大半を休んでいる生活に慣れ、結果として「病人」のままでいることに

リハビリの考え方

各種機能が補い合う「奏《そう》和《わ》」をめざす

社会では、苦手なことがあっても、他の人に補ってもらうことができます。体の機能も、できなくなったことをほかの機能で補えます。機能どうしが調和した状態をめざすのが理想のリハビリです。

機能はすべて影響し合っている

脳機能や全身の機能は、それぞれ単独で働いているわけではありません。すべての機能が互いに影響し合っています。

記憶力が働くためには、意識をはっきりと保ち、ものごとに集中して、情報を収集する必要があります。さまざまな脳機能が適切に働いて、はじめてものを覚えられるのです。

脳を損傷して記憶障害が起きた場合に、記憶力の改善だけをめざしても、効果が出にくいのは、そのためです。

特定の症状にだけリハビリをおこなうのではなく、脳機能に総合的に対応していきましょう。

奏和への歩み

全身の機能を整え、次に脳の高いレベルの機能を整えます。リハビリには基本的な順番があり、そのつながりのことを「神経心理循環」といいます。各種機能は下図のように循環しているのです。

体の耐久力がつく

1 呼吸・循環
正常な呼吸ができ、酸素が体をめぐって全身状態が整う
（14ページ参照）

2 感覚・覚醒
頭がしゃきっとして、五感が働き、外部の刺激に反応できる
（14ページ参照）

3 運動・姿勢
意識がはっきりすることで、全身の動きが整ってくる
（16ページ参照）

4 摂食・嚥下
体の動きが安定すると、栄養補給も安定してくる
（16ページ参照）

「低次脳機能」が整う

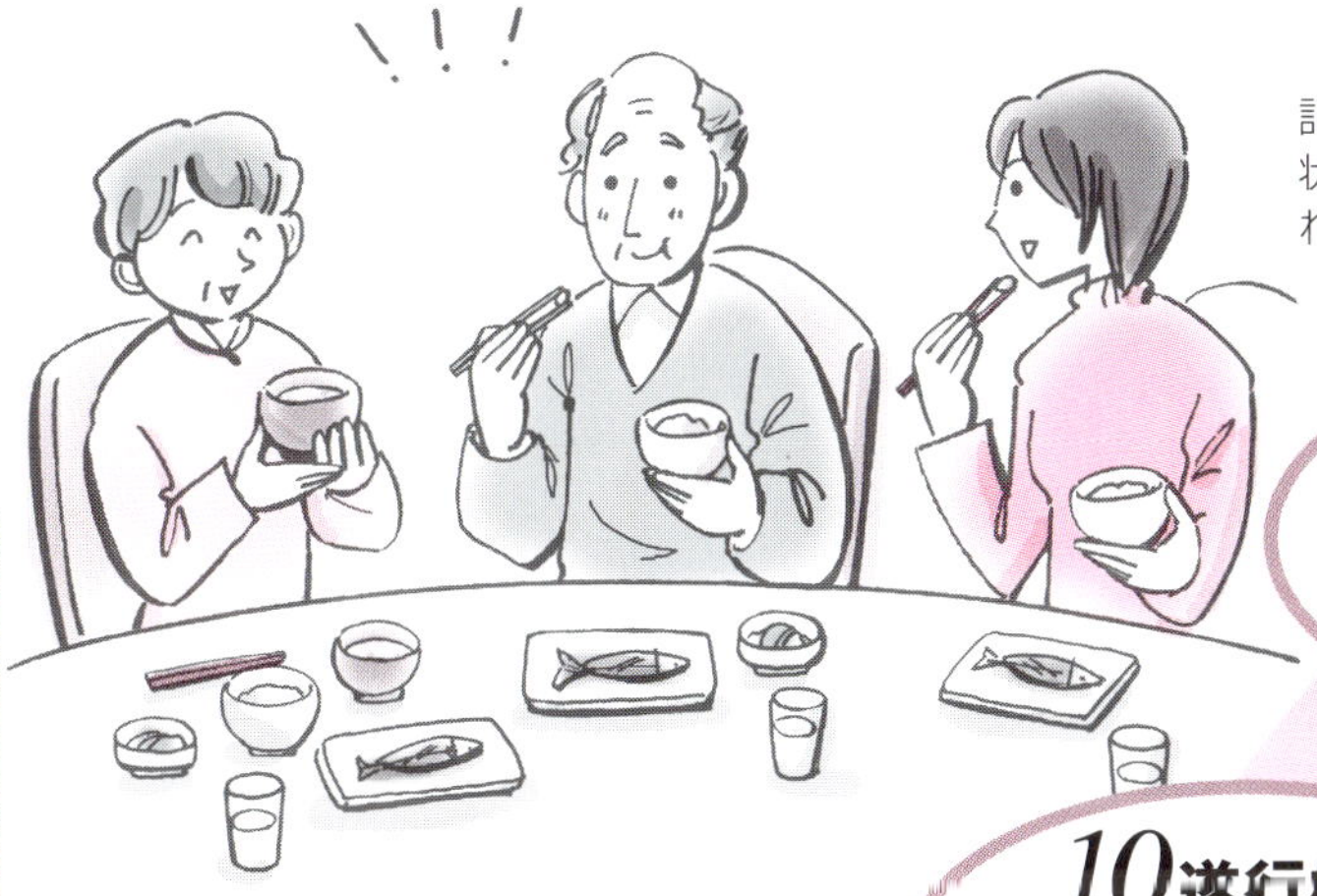

記憶力の低下があっても、全身状態がよく、意欲や集中力があれば、生活は十分にできる

心の耐久力がつく

5 抑制
食事がとれると体の耐久力がつく。心の耐久力もつきイライラしなくなる

6 意欲・発動性
忍耐力がついて、イライラしなくなると、やる気が出る

7 注意・集中
やる気が出てはじめて、ものごとに集中できるようになる

8 情報の獲得
集中できるようになると、人の言っていることが理解できる

9 記憶
人の言っていることを理解してはじめて、ものごとが覚えられるようになる

10 遂行機能
覚えられるようになると、ものごとの段取りがつくようになる

11 現実感
いろいろなことができるようになってはじめて、現実感がもてる

12 見当識
現実感が戻ると、自分のいる場所や時間がわかるようになる

13 奏和
各種機能が整うと、一部の機能に不足があっても、それをほかの機能が補うため、生活に支障が出ないようになっていく。機能どうしがハーモニー（和）を奏でる「奏和」状態になる

高次脳機能が整う

ケースで知る 本人の気持ち

転職して新しい生きがいができた

脳損傷後、リハビリをしても完全にもとに戻れない場合があります。
しかし、日々できることをみつけ、行動にうつすと、
新しい生きがいがみえてきます。
事故の前とは異なる人生を楽しむことができます。

プロフィール

元競輪選手の30代男性Bさん。レース中に転倒して頭部を強打。脳と頸髄を損傷し、脱抑制（54ページ参照）や記憶障害、左足のマヒを発症しました。また、脳脊髄液減少症とわかりました。

家族の気持ち

熱意と才能に気づいた！

ほかのリハビリではイライラすることもあったが、粘土のリハビリには熱心にとりくめたことに、家族が気づいていた。

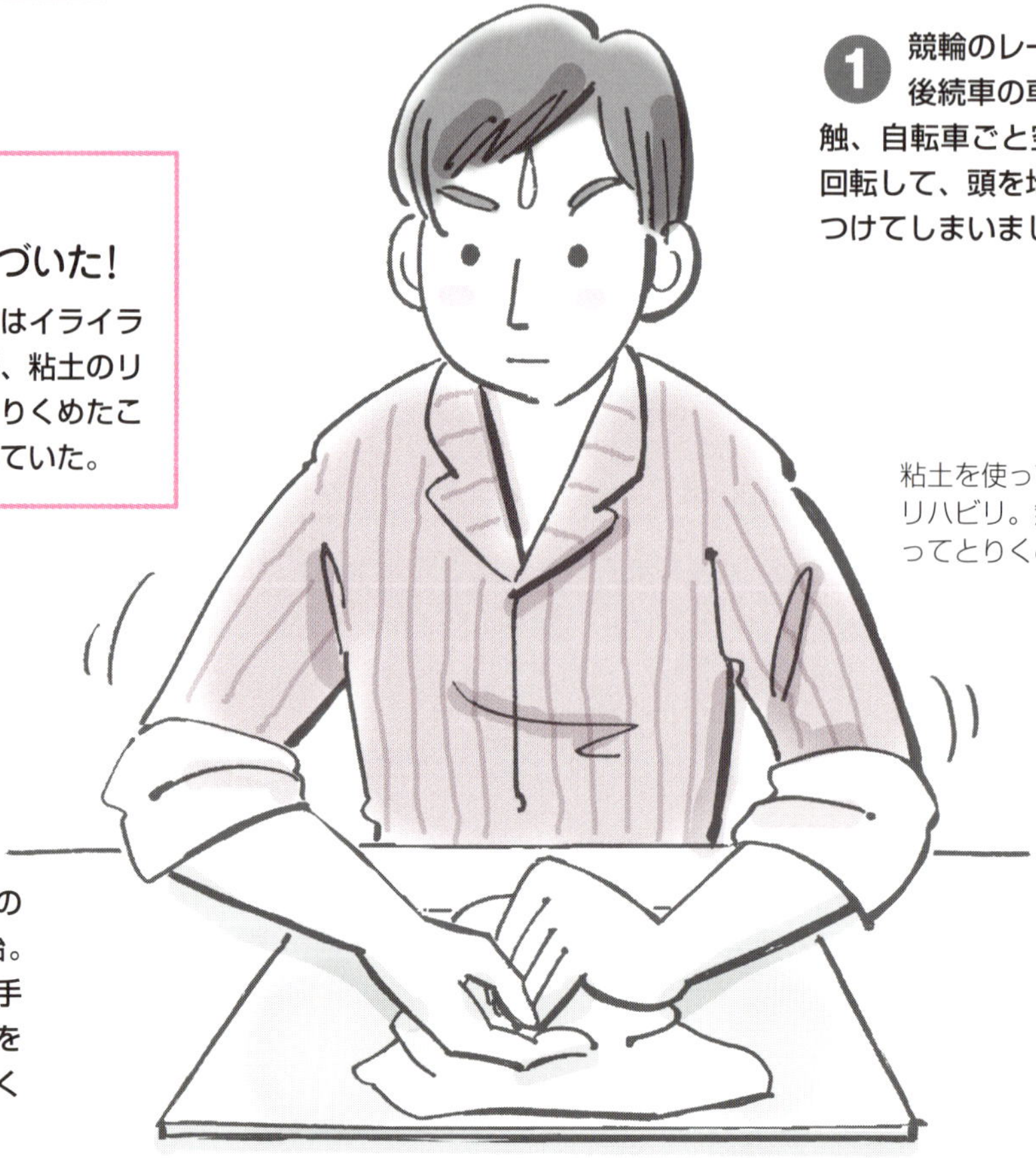

❶ 競輪のレース中に後続車の車輪が接触、自転車ごと空中を1回転して、頭を地面にぶつけてしまいました。

粘土を使って指先のリハビリ。無心になってとりくめた

❷ 身体機能の回復のリハビリを開始。積み木のリハビリには手間取りましたが、粘土を使ったリハビリは楽しくできました。

3 Bさんの奥さんは、家でのリハビリに、指先を使うパンづくりが最適だと思いつきました。Bさんはパン教室に通いはじめました。

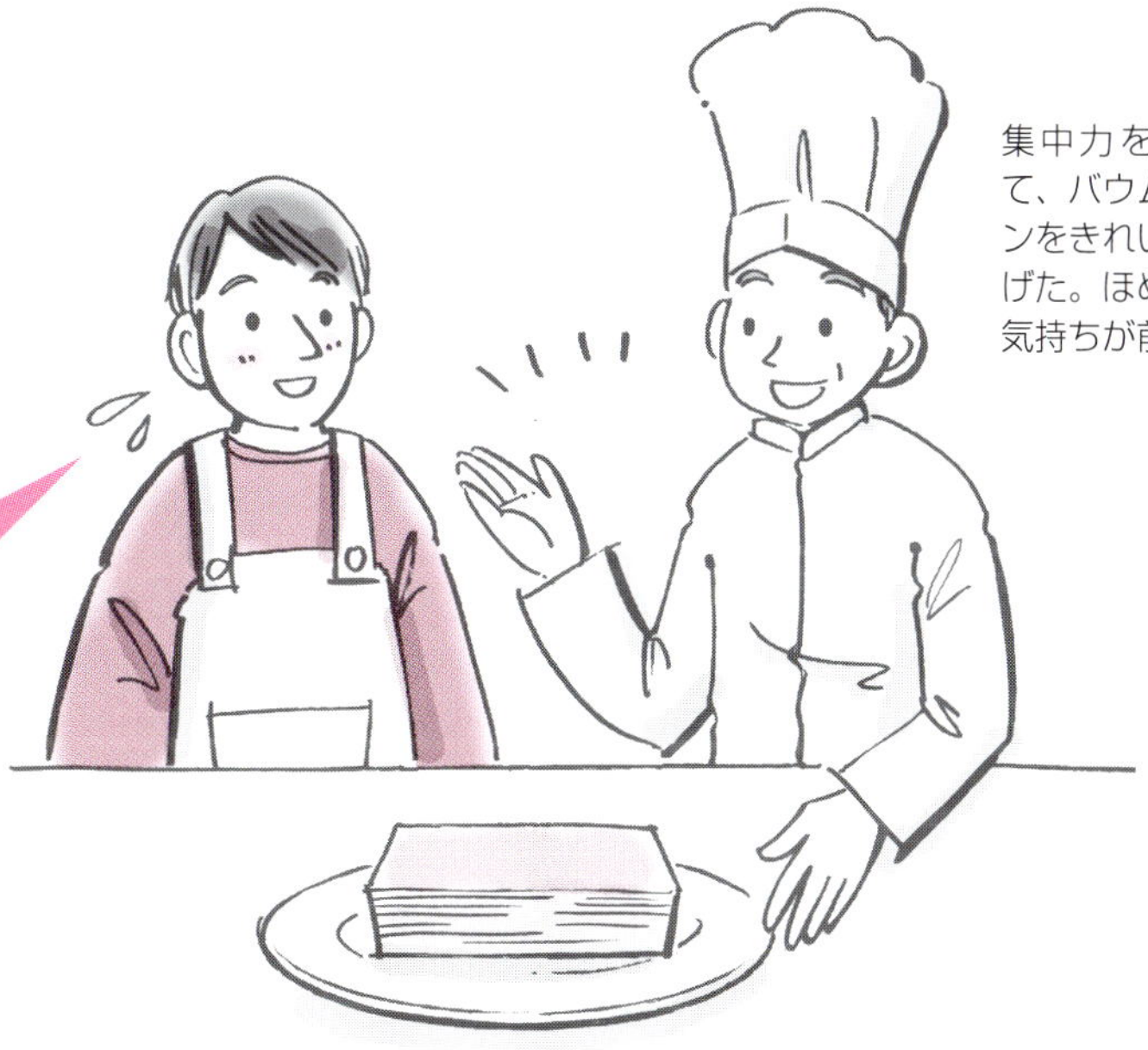

集中力を発揮して、バウムクーヘンをきれいに仕上げた。ほめられて気持ちが前向きに

本人の気持ち①

ほめられてピンときた

はじめてつくったバウムクーヘンをパン教室の先生にほめられた。おいしくできたことも実感し、自分に合っていると感じた。

4 Bさんは、習ったことをもとにオリジナルのパンやケーキをつくりました。材料にこだわり、本格的にパン屋をはじめました。

Bさんには後遺症があり、コミュニケーションや電話に出ることは苦手。奥さんが引き受けてくれる

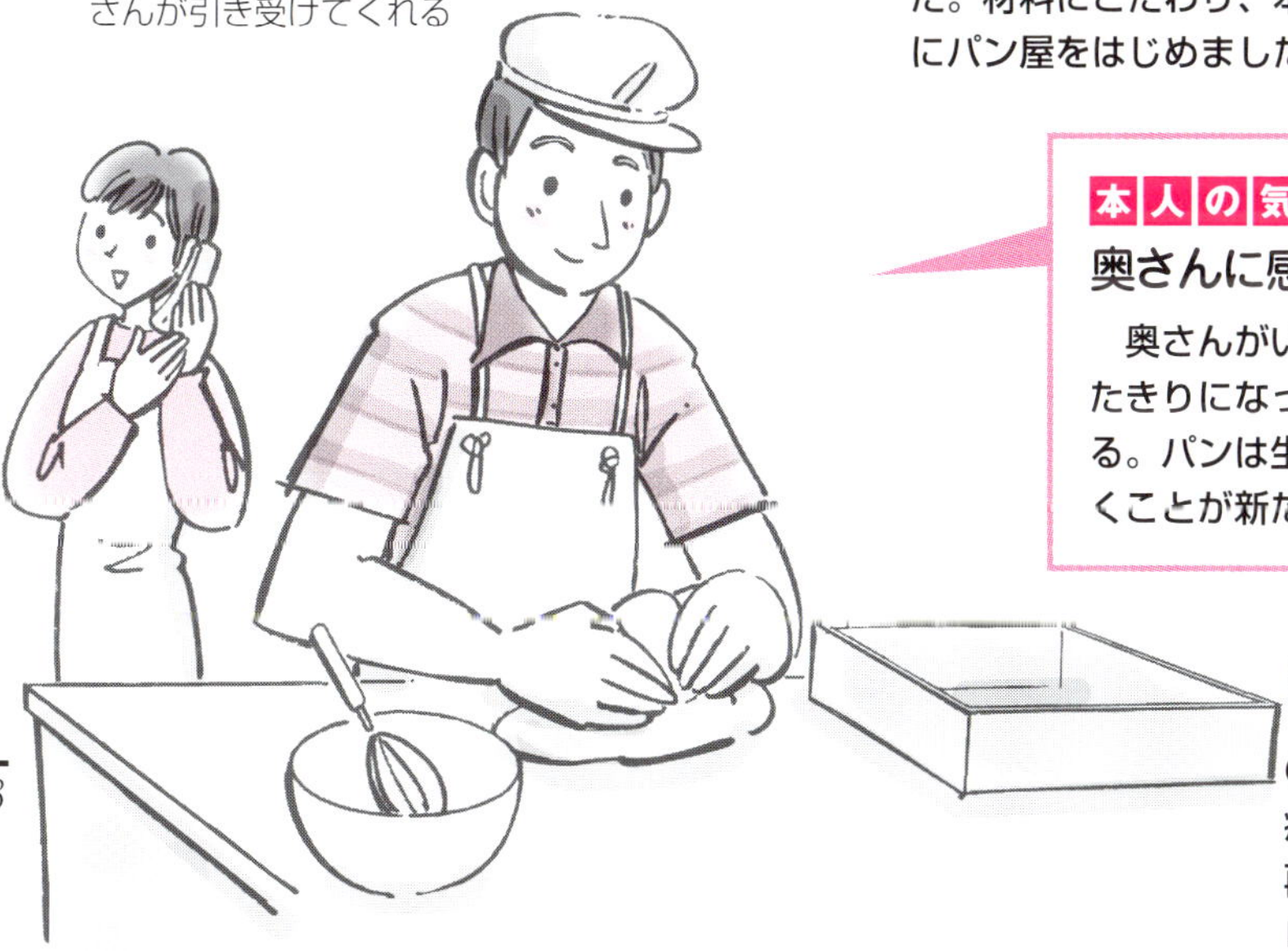

本人の気持ち②

奥さんに感謝

奥さんがいなかったら一生寝たきりになっていたと思っている。パンは生きがい。パンを焼くことが新たな目標となった。

5 つくったパンが評判になり、8年分以上の予約が入るほどの人気店に。Bさんには現在も後遺症がありますが、家族に支えられ、再び自転車に乗りはじめ、パラリンピックへの挑戦もはじめています。

ケースで知る **本人の気持ち**

同じ困難を抱えた仲間たちに教えられた

本人と家族だけでは、できることとできないことを冷静に判断するのは難しいでしょう。
同じような困難を抱えた当事者に意見を聞くと、問題点が明らかになり、解決策が具体的になります。

プロフィール

50代男性Cさん。脳腫瘍の手術後、後遺症が出ました。重度の失語症や発動性の低下（56ページ参照）、記憶障害、病識の欠如などが認められます。

❶ 術後、重度の失語症となり、リハビリ開始直後は、単語を発するのがやっと。オウム返しに復唱するのも難しい状態でした。

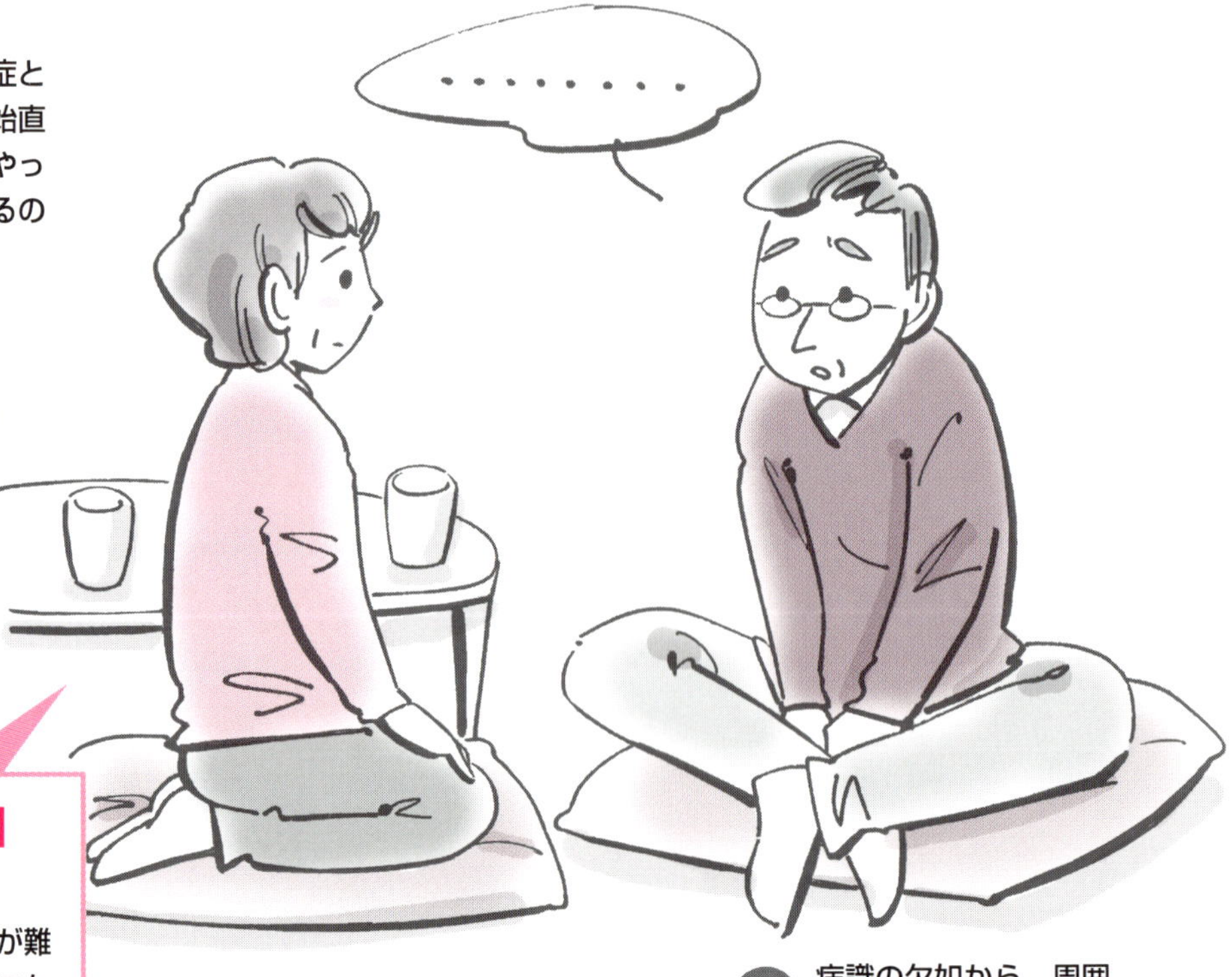

会話が成り立たないため、家族はもうCさんの気持ちが理解できないと思ってしまっていた

家族の気持ち①

心が通じない？

言葉で表現することが難しいCさんと、コミュニケーションをとれないと感じた。Cさんとの認識のズレにとまどっていた。

❷ 病識の欠如から、周囲と認識のズレが生じ、そのギャップがしだいに大きくなりました。家族が当事者団体に相談しました。

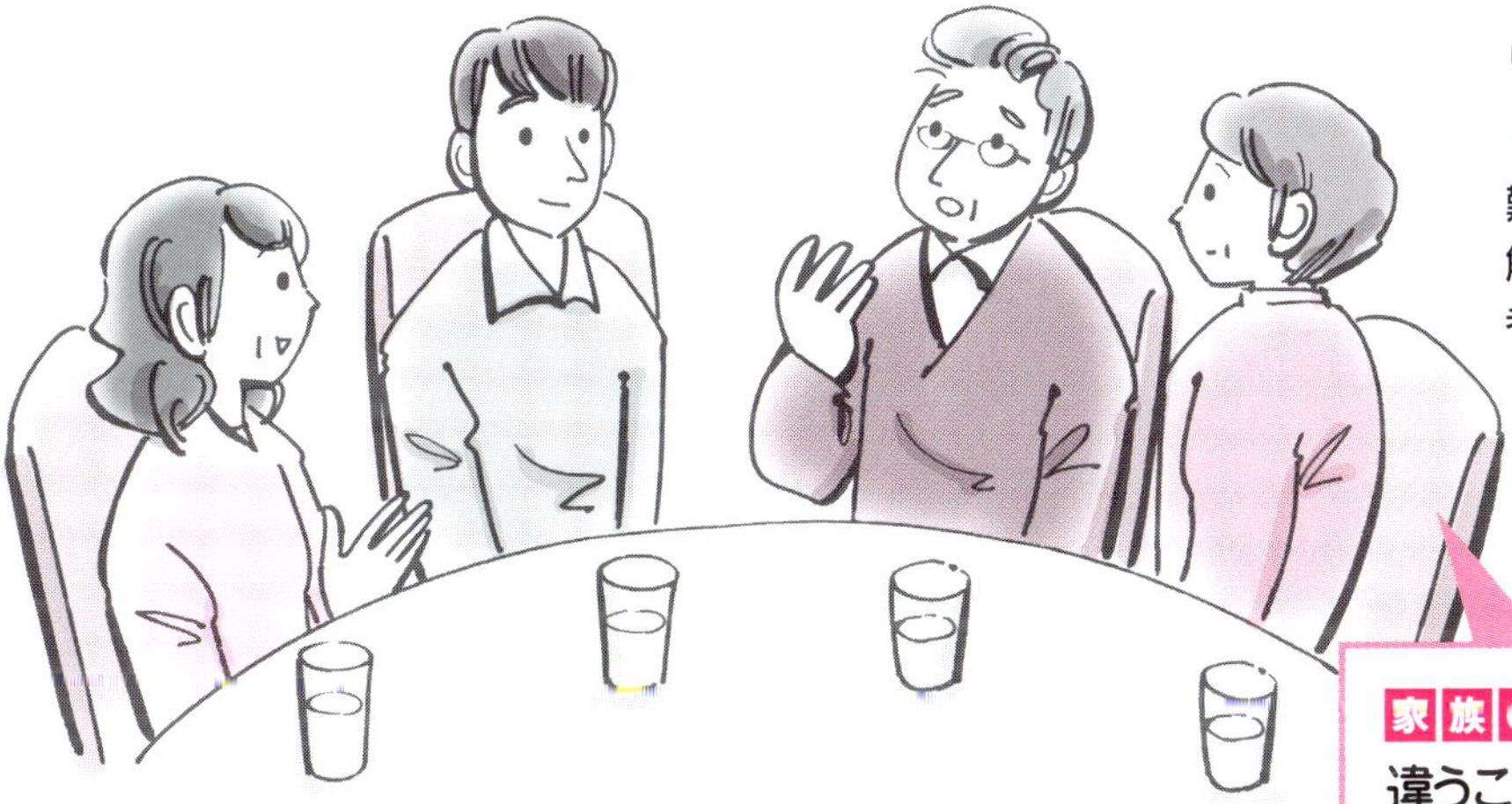

3 当事者団体のセッションに参加しました。Cさんが困難に思うことと、その解決策を、複数の参加者と話し合いました。

話し合いのなかで、症状に対する本人の思いこみが明らかに

4 失語症と記憶障害にこだわって、困難だけを認識していたCさんと家族。参加者からすぐできる解決策を教えられました。

家族の気持ち①

違うことに目が向いた

コミュニケーションの難しさの原因は、記憶障害だと考えていた。話し合った結果、記憶障害以外のことが問題だと気づいた。

セッションで聞いたことを参考に、家族にケーキをプレゼント。心が通じ合った

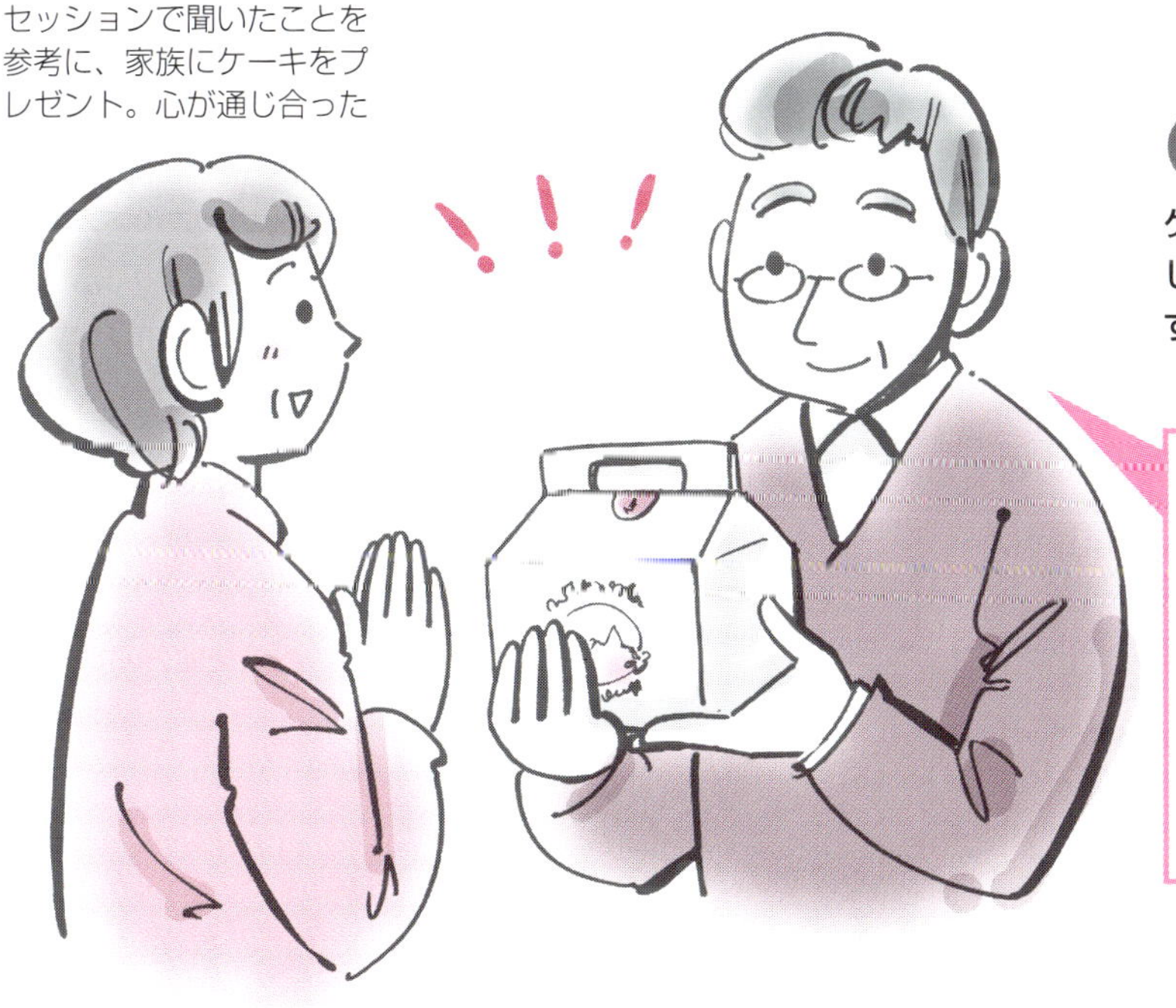

5 ジェスチャーなど、言葉によらないコミュニケーション方法を提案されました。お互いに気持ちを表現する努力をはじめました。

本人の気持ち

感謝を示したい

言葉が使えないために、思いを表現できないもどかしさがある。セッションで、感謝の気持ちを行動で示すことを学んだ。

心の耐久力のリハビリ

活動を小分けにして、休憩をとる

リハビリをはじめると、本人も家族も結果を求めてがんばりすぎてしまいます。でも、それでは逆効果。脳を損傷した人は疲れやすいのです。本人のペースに合わせて、こまめに休憩をとる必要があります。

困っていること	できること
集中力が続かないため、長時間の作業は難しい。そのため、以前と同じように家事や仕事をしようとしてもできない	好みや能力に合う作業なら、ある程度できる。ただし、力を発揮できる時間が短い。以前に比べて疲れやすくなっている

リハビリ　休憩のとり方を変える

本人は　休み方を身につける

休憩することを習慣にしましょう。リフレッシュできる休み方をみつけて、自分のペースをつくることが、リハビリになります。

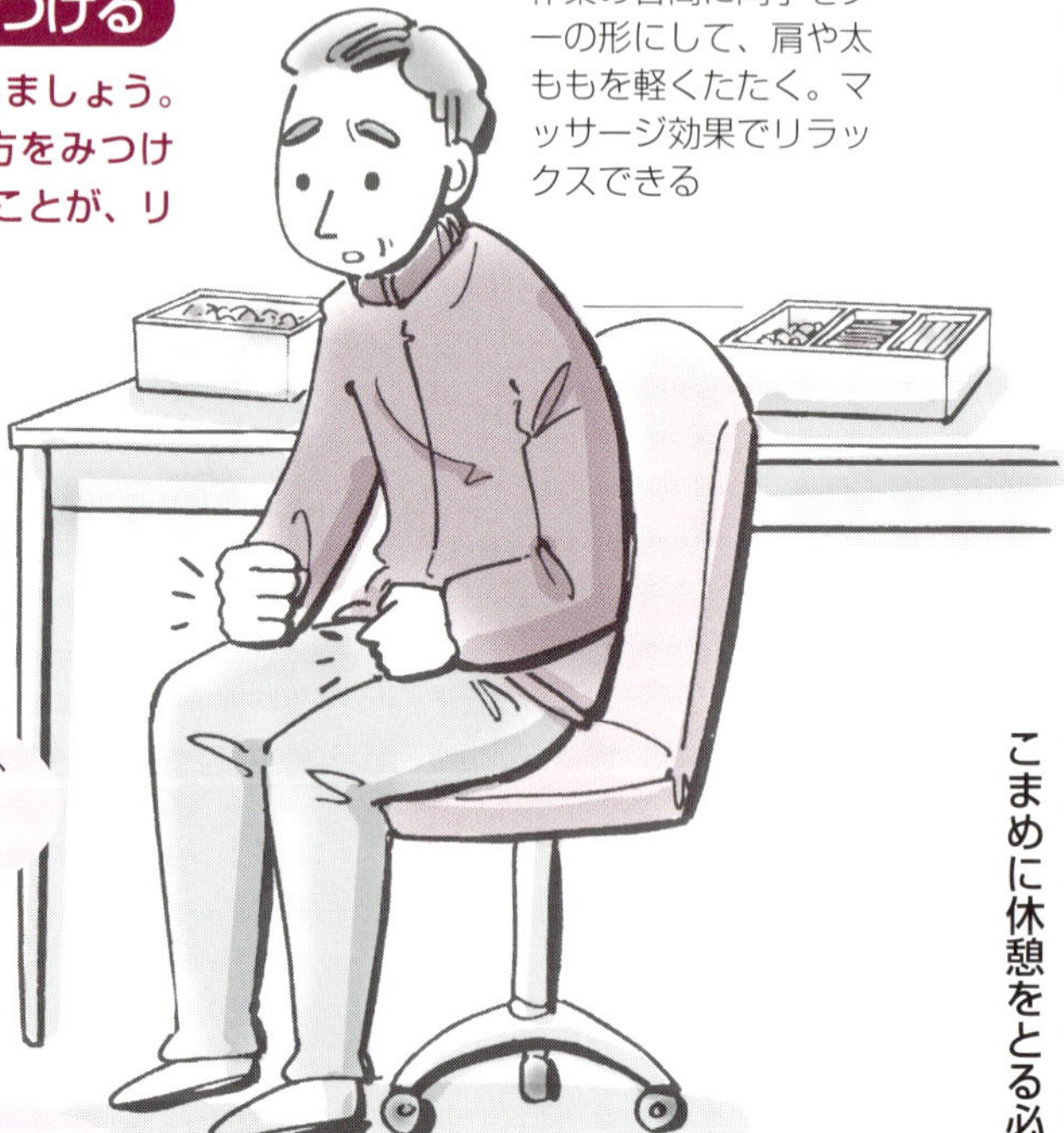

作業の合間に両手をグーの形にして、肩や太ももを軽くたたく。マッサージ効果でリラックスできる

作業場から移動して、いったん外に出る。外の空気を吸う

本人が好むなら、コーヒーなどを飲んで体に刺激を入れる

こまめに休む

時間のかかる課題や難しい課題は、やりやすいように小分けにする。分けておくことで、疲れる前に休める環境ができる

課題の負担が強すぎる場合には、とりくみやすい別のことに切りかえる

家族は 疲れる前に休ませる

本人は、自分の疲れを実感することがなかなかできません。周囲の人が気をつけて、疲れる前に休ませましょう。

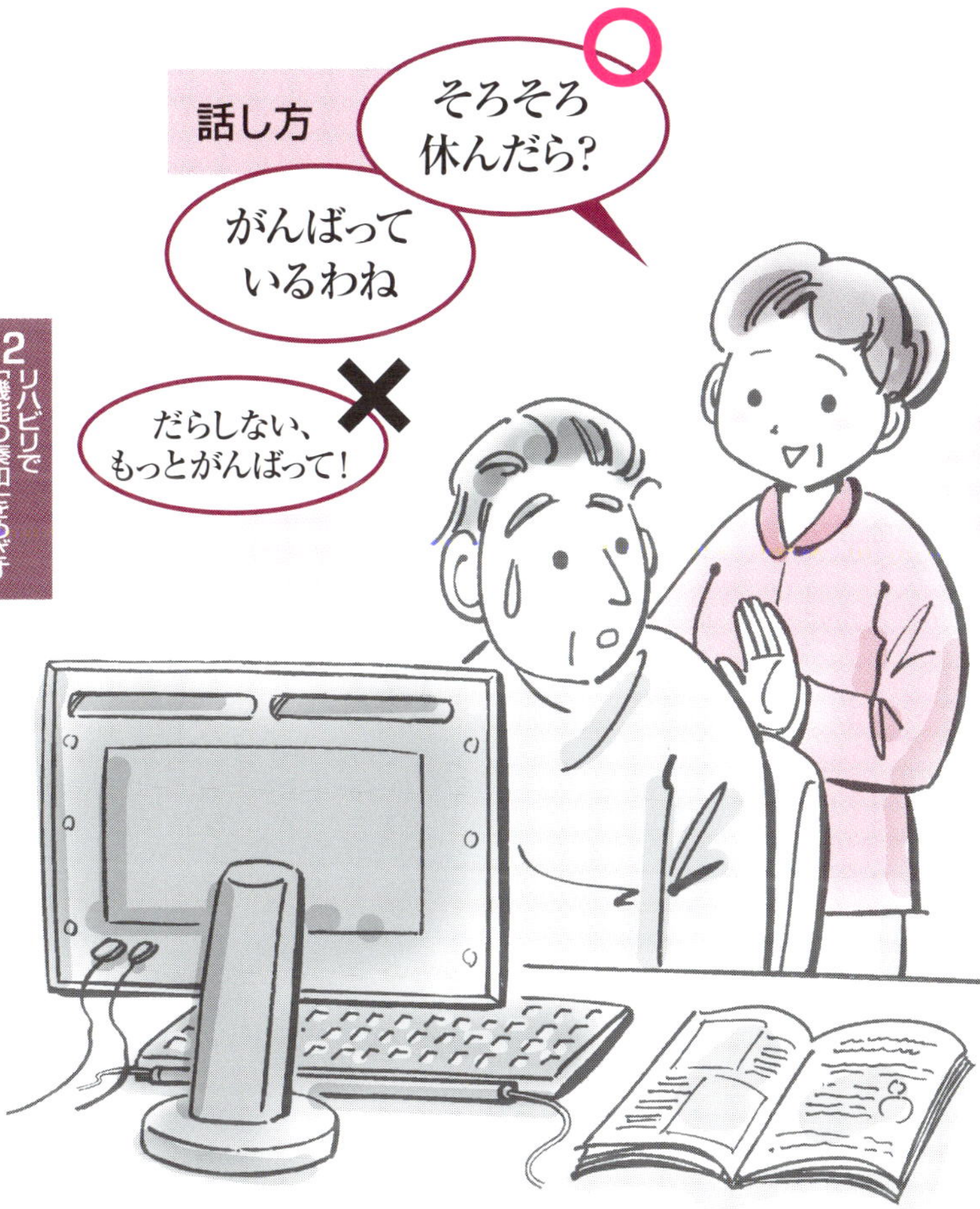
話し方
そろそろ休んだら?
がんばっているわね
だらしない、もっとがんばって!

声をかけて休ませる

疲れてくるころだと感じたら、やんわりと声をかける。肩に手をかけて話しかけると、本人が気づきやすい

姿勢がくずれたり、イライラしはじめるなどの疲労のサインに気づく

本人が疲れを感じて休みたがっているときは、休みたいだけ休ませる

一日のうちで調子のよい時間帯、悪い時間帯を知っておく

本人に休憩のタイミングを判断させるのではなく、周囲から積極的に働きかける

耐久力は一人ひとり違う

脳を損傷した人は疲れやすくなりがちです。精神的な耐久力が落ちていることを自覚し、その状態に合った活動の仕方を身につけていく必要があります。

疲れやすさや耐久力は人それぞれに違います。本人にとって負担になること、疲れの解消になることを探し、それに合った生活をすることが、リハビリになります。

NGリハビリ 過密スケジュールを立てる

リハビリをはじめると、あれもこれもとがんばりすぎて、過密スケジュールにしがちです。しかし、疲れて集中力が続かないなかでは、思うような効果は上がりません。ストレス過多になり、自信も喪失します。

感情表現のリハビリ

イライラのリセット法を身につける

心の耐久力が落ちている場合、待つことが苦手になっています。以前よりもイライラしやすく、ちょっとしたことで怒りはじめてしまいます。怒りをリセットする方法を身につけましょう。

困っていること	できること
イライラしはじめると、自分では止められない。よくないことだとわかっていても、怒りを爆発させてしまう	待つのが苦手になっていて、感情や行動が止まらない。しかし、それを自覚すること、対策を打つことはできる

リハビリ　感情の爆発の予防策をとる

本人は　イライラをリセットする

なにごとにも、1秒待ってから反応するように訓練していきます。その1秒に、イライラをリセットする効果があります。

リセット法を習得

相手の質問に答えたり、なにか行動を起こそうとするときに、1秒待つ習慣をつける。ひと呼吸おくことで落ち着く

日頃から、あめをなめたり、ガムをかんだりする。イライラ予防になる

1秒待てるようになってきたら、待つときに返事や行動を考える習慣をつける

待つこともできないくらいイライラするようなら、その場所から立ち去る

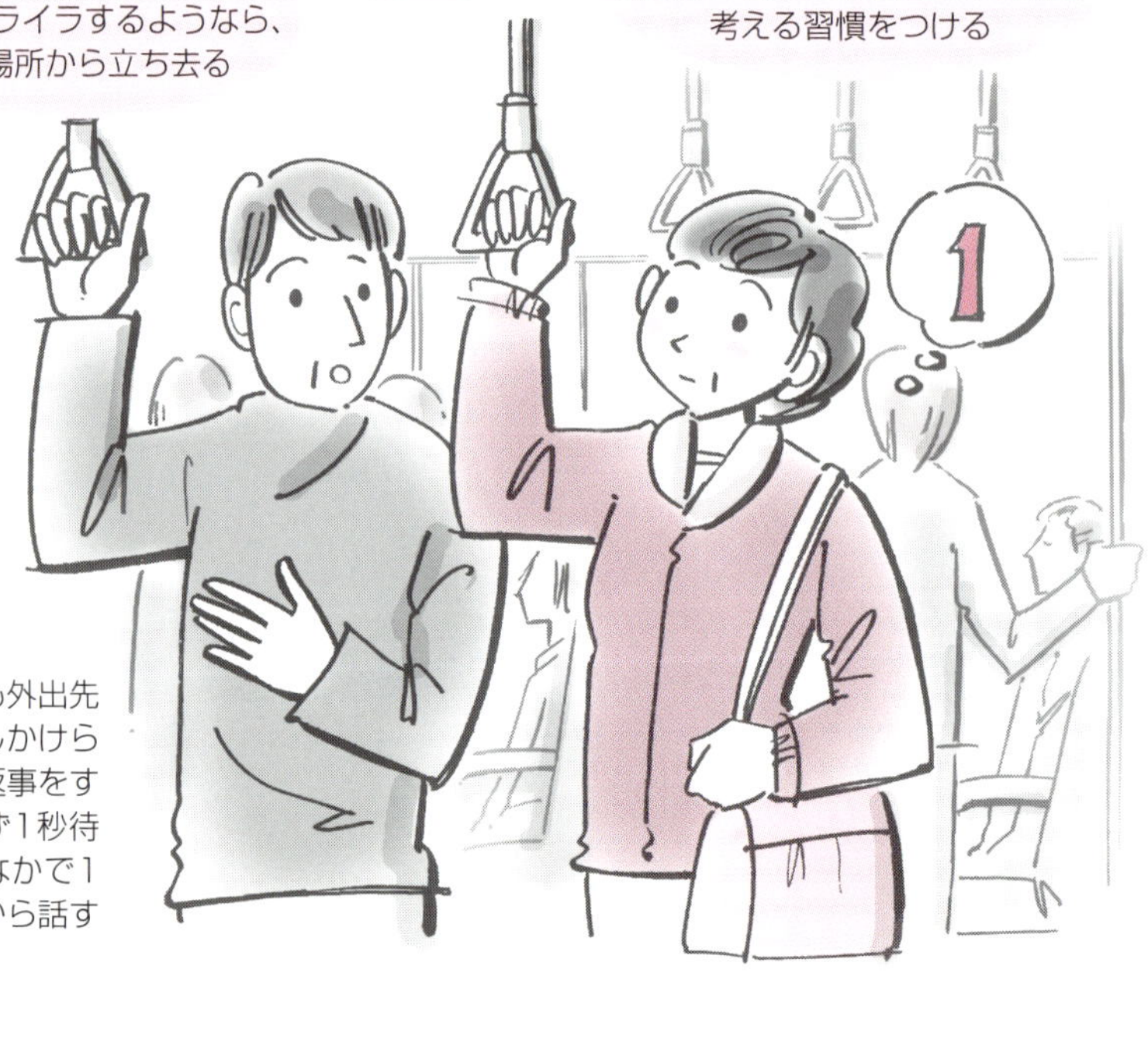

家の中でも外出先でも、話しかけられたら、返事をする前に必ず1秒待つ。心のなかで1秒数えてから話す

家族は イライラのスイッチを探す

わけもなく怒り出す人はいません。多くの場合、イライラをまねくスイッチになっているものやことがあります。

再就職の相談をするたびに激昂するのなら、スイッチは「仕事の話」かも

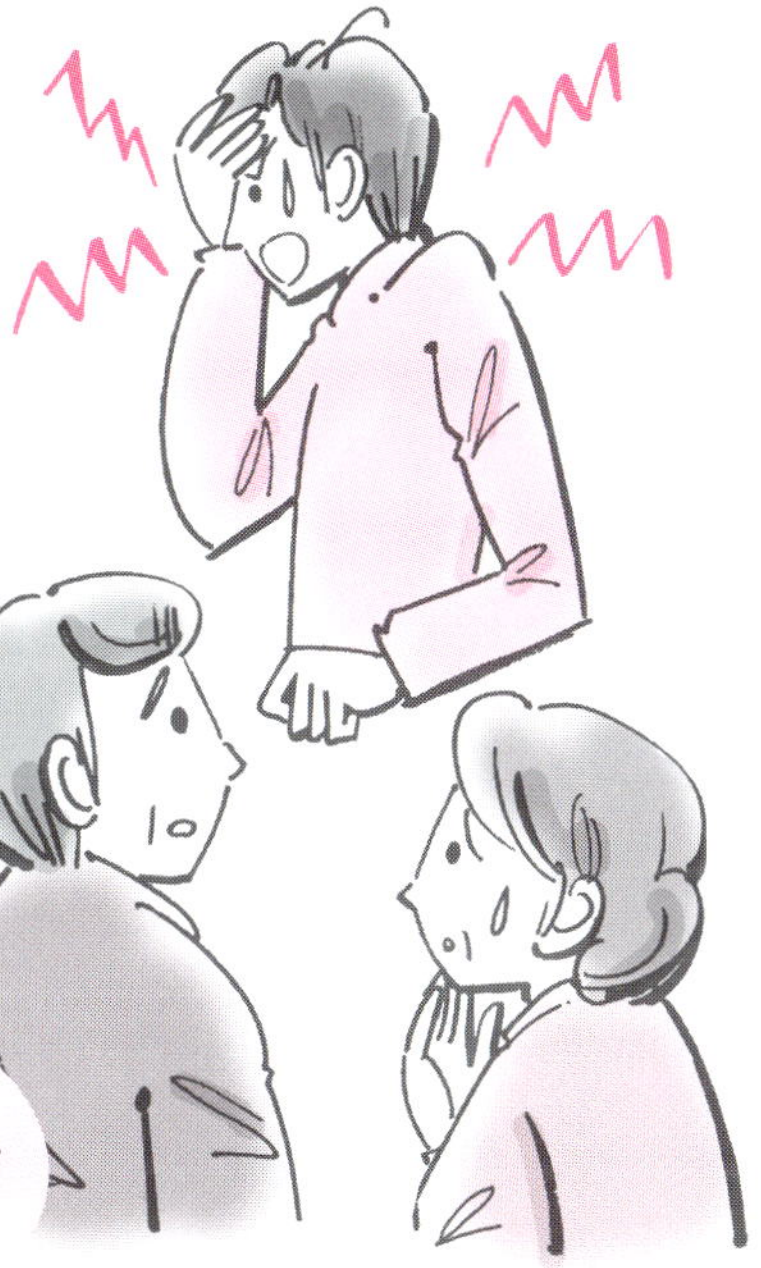

本人をよくみる

どんな場面、どんな相手のときに怒りっぽいのか観察する。ノートに記録をとるのもよい

本人の話を最後まで聞く

多少、感情的な発言でも、本人の話はさえぎらずに聞く。真意がわかる

スイッチに気づく

イライラするときのパターンを分析すると、スイッチがみえてくる

スイッチをさける

「仕事の話」「発語を強要される」などのスイッチをさけて生活する

怒りそうなときは合図を出す

本人に声をかけたり、手をふったりして合図を出す。事前に、合図をみたら1秒待つか、その場を立ち去るように伝えておく

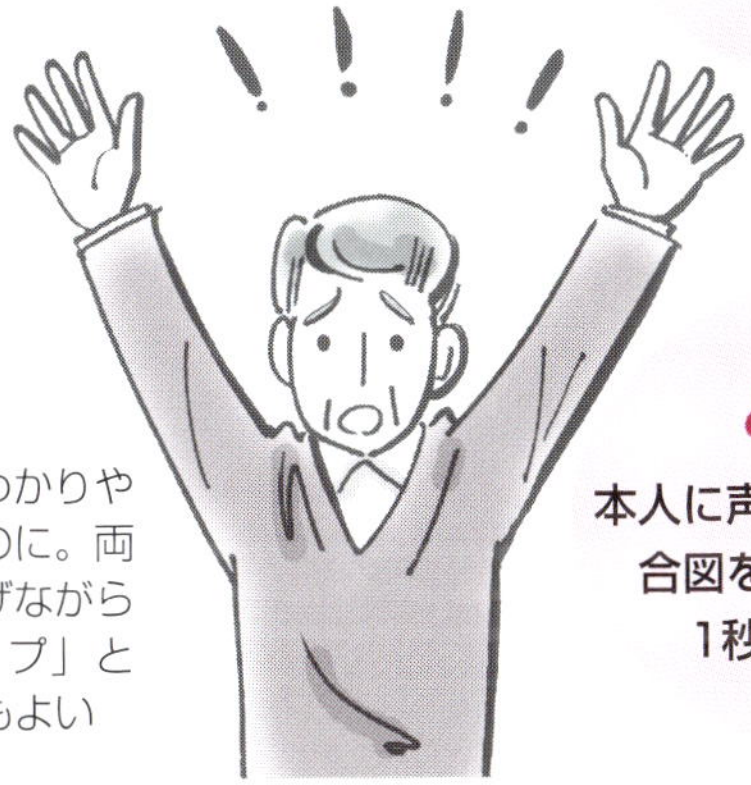

合図はわかりやすいものに。両手をあげながら「ストップ」と言うのもよい

怒りにはきっかけがあることが多い

本人は、のべつまくなしに怒っているわけではありません。イライラするときには、たいていきっかけがあります。

医療機関では、スタッフどうしで相談し、患者さんのイライラのスイッチがなにかを探すことがあります。

家庭でも、記録をとり、家族で相談して分析すれば、怒りのスイッチがみえてくるでしょう。

NGリハビリ 感情的に批判する

本人に対抗するように、感情的になって批判・否定していては、火に油を注いでしまいます。トラブルが起きたら、いったん話を保留にして、翌日に再開します。お互い冷静になり、理解し合えるようになります。

意欲のリハビリ

人に行動のきっかけをつくってもらう

自分からはなにもはじめられない、意欲がわかないといった症状は、本人の心がけだけではなかなか改善しません。やりたくてもできないのだと理解して、本人のやる気を引き出す働きかけをしましょう。

困っていること

わかってはいるが、自分からなにかをはじめることができない。周囲からは「なまけている」と思われがち

できること

行動のきっかけがつかめると、体が動きはじめる。やる気を起こすための環境があれば積極的になれる

リハビリ　きっかけを形にする

本人は／家族は　チェックリストをつくる

行動のより具体的なきっかけづくりとして、日課や目標などをくわしく書き出し、チェックリストをつくります。

相談しながらつくる

本人が実行しやすい内容を、話し合って決める。能力に合わせてじょじょにリストの数を増やしていく

気の向かないことはやりたがらない。最初のうちは好きなことから

「目覚まし時計を止める」など、簡単なことからはじめる

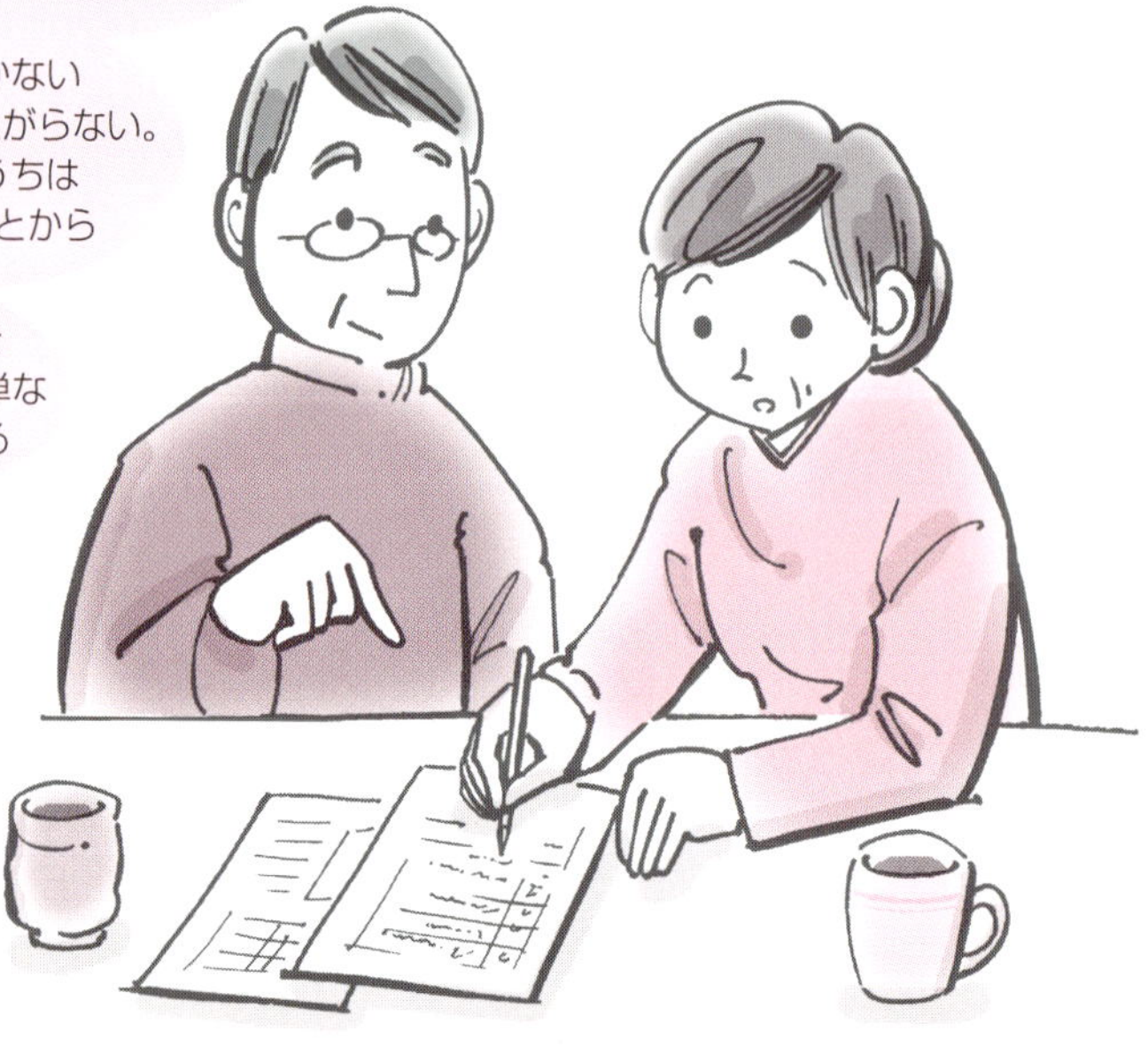

本人の話を聞きながら、すぐにできそうなことを家族が書き出していく

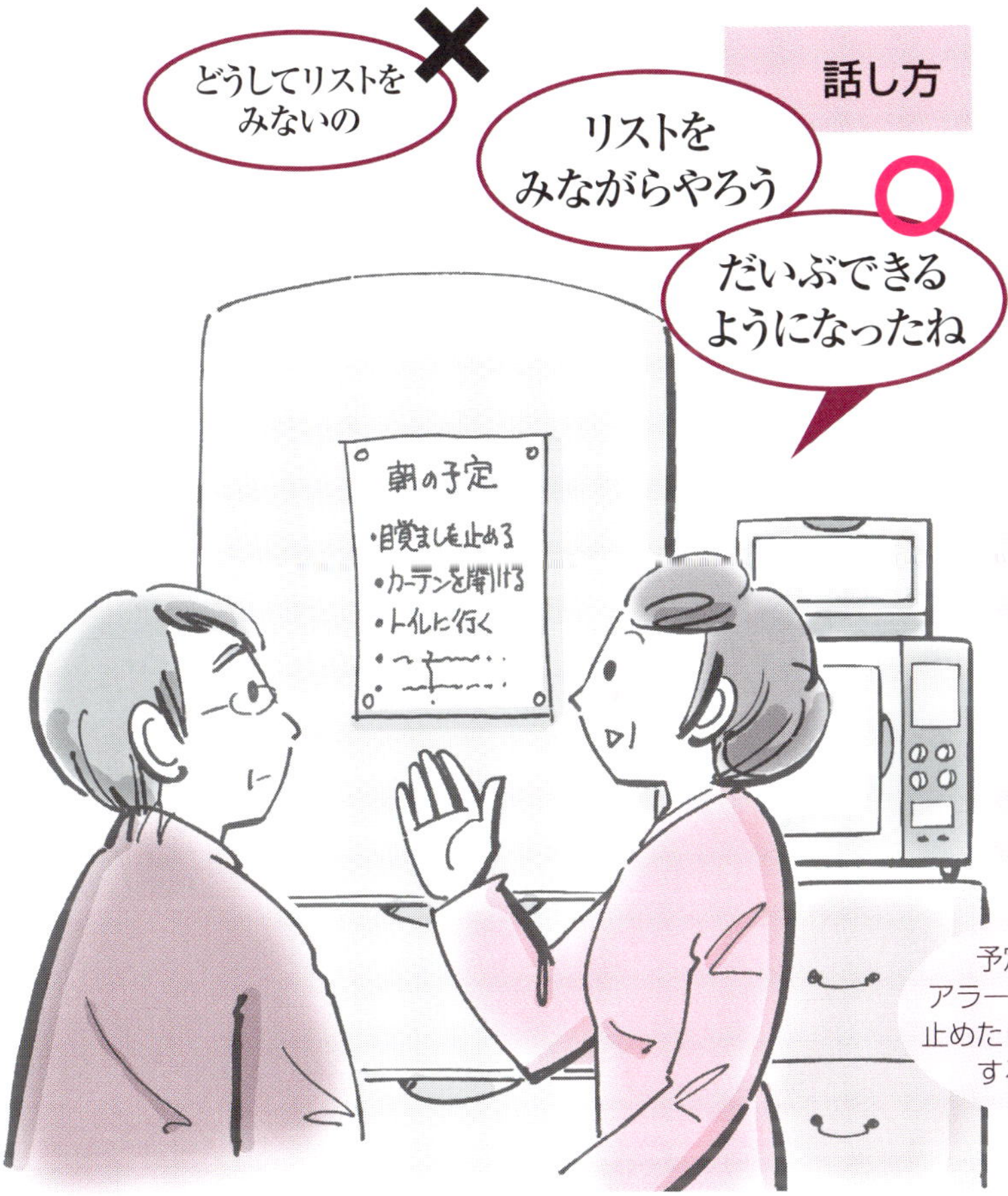
話し方
どうしてリストをみないの
リストをみながらやろう
だいぶできるようになったね
朝の予定
・目覚ましを止める
・カーテンを開ける
・トイレに行く

冷蔵庫にリストを貼り、指さして本人の行動をうながす

本人は 家族は リストを使う練習をする

リストをつくっても、それがいかされなければ意味がありません。ただつくるだけでなく、すぐに使いはじめましょう。

いっしょに使う

リストを家の目立つ場所に貼って、家族もいっしょに行動する。一つひとつ、できたらリストに○をしていく

声をかけるときには落語家のように抑揚をつけて話すと伝わりやすい

予定に合わせてアラームをセットする。止めたり、時計をみたりする練習も必要

使っているうちに身についていく

チェックリストには「トイレに行く」「顔を洗う」など日常の生活習慣を書き出します。

簡単なことに思えるかもしれませんが、それを実際に行動に移すことが大切なのです。リストを使って、何度も行動することで、じょじょに習慣化していき、やがて自分から一定の日課をこなせるようになります。

NGリハビリ 「なまけている」と言う

本人にけっして「なまけている」と言ってはいけません。本当はやりたいのに、できないのです。やる気はあっても、それを行動にうつせなくなっているのは、高次脳機能障害の症状。単なる気持ちの問題ではありません。

集中力のリハビリ

環境を整えて五感を最大限に使う

誰しも、周囲が騒がしく、部屋がちらかっていれば、集中力がそがれます。集中力がききにくくなっている人にとっては、環境はより大切なものです。五感の働きやすい環境づくりが、リハビリの一環です。

困っていること	できること
集中力が続かず、ちょっとしたことで気がちってしまう。興味のもてない課題には、ほとんど集中できない	自分のペースで落ち着いて活動すれば、うまくできる。興味をもてる課題なら、ある程度、集中することもできる

リハビリ　落ち着ける環境をつくる

家族は **生活環境を整える**

部屋のにおい・音・汚れがリハビリのさまたげになります。部屋を掃除して、静かな環境に整えましょう。

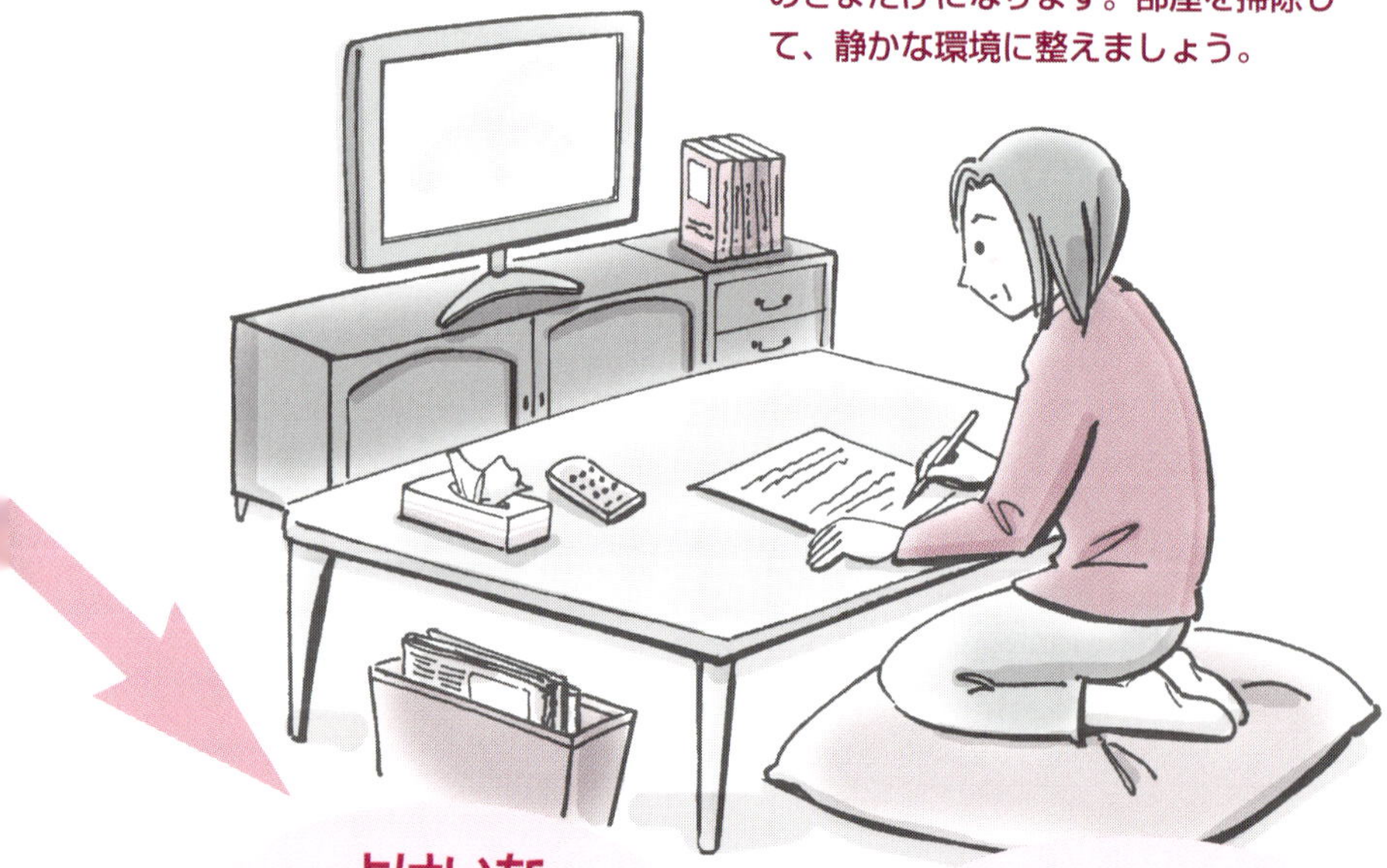

食べ物をさげ、テレビを消し、テーブルの上を整理して作業すると、いくぶん落ち着く

人的環境を整える。いっしょにいる人が減るだけで集中力が上がる

物的環境を整える。電灯の明るさを調節するだけでも集中力が変わる

よけいな刺激を減らす

刺激が多すぎると、気がちって課題に集中できない。よけいなものを減らして環境を整えることがリハビリに役立つ

本人は 家族は 五感を活用する

環境が整ったら、とりくむべき課題に本人の注意を向けます。言葉による指示だけでなく、ほかの感覚にも働きかけましょう。

POINT 視線が合っているか

注意力が落ちている人は、視線がそれて説明を聞き逃しがち。家族は本人の視線を確認し、目が合ってから説明するとよい。

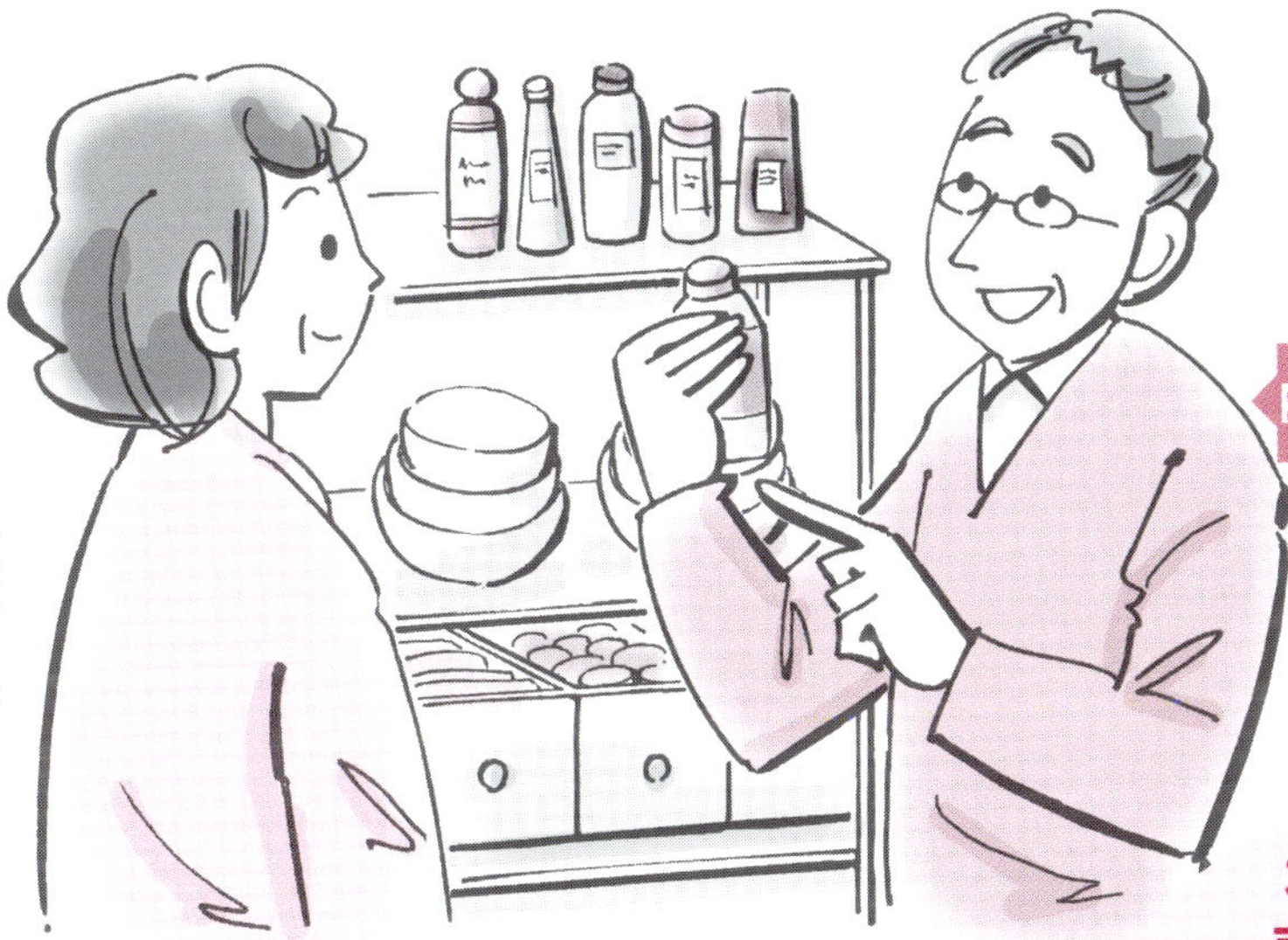

わかりやすい刺激を増やす

よけいな刺激をとりのぞいたうえで、色やにおい、音などのなかから、本人が理解しやすいものを環境に適度にとり入れる

調味料を、色分けしたボトルに入れ、使いやすくする

視覚への刺激として、ラベルシールやカラーテープを活用してものを分類する

触覚への刺激として、感触の異なる道具を用意し、使ってもらう

嗅覚への刺激として、話をするときに香料を使うなどして、注意が向きやすくする

味覚への刺激として、本人の好むものを休憩時のおやつにする

聴覚への刺激として、声かけやアラームを多用する

不要な刺激を減らすこと、必要な刺激を増やすことはどちらも「環境調整」というリハビリ法

本人の力より環境の力が大きい

集中力を引き出すためには、本人の努力ももちろんですが、環境がもっとも重要になります。

家族にとっては生活環境を整えること、本人にとってはその環境を使いこなすことが、リハビリとなります。

色や音を活用した環境で十分に暮らせるようになれば、症状はずいぶん改善します。

NG リハビリ たくさんのことをダラダラ話す

本人とコミュニケーションをとるとき、一度にたくさんの情報を与えると、話についてこられなくなります。また、抑揚なくダラダラと話しかけては、途中で興味を失ってしまうので、注意しましょう。

理解力のリハビリ

「一対一対応」で、ものごとを理解する

失語症（六〇ページ参照）があり、言葉を理解しづらい場合は、一対一で着実にコミュニケーションをとりましょう。一度に何人もと話すのは困難です。ひとりのしぐさや表情をみて、情報を補う習慣をつけます。

困っていること	できること
読む・書く・聞く・話すなどの機能が思うようにならず、周囲とのコミュニケーションがとりづらくなった	相手の言うことを理解しようとする意思は、はっきりとある。短い言葉やジェスチャー、表情なども活用すれば理解もできる

リハビリ　別の方法で理解する

本人は 家族は　1対1対応を原則に

本人と話をするときは、1対1での対応が原則です。視線を合わせ、親しみのある自然な口調で話しかけましょう。

ひとりに説明してもらう

家族数人で同居している場合、本人が説明を受けるときは1対1で。説明する人以外は席をはずす。その習慣をつくることがリハビリに

本人が会話したがる相手を残し、ほかの家族は部屋を出る

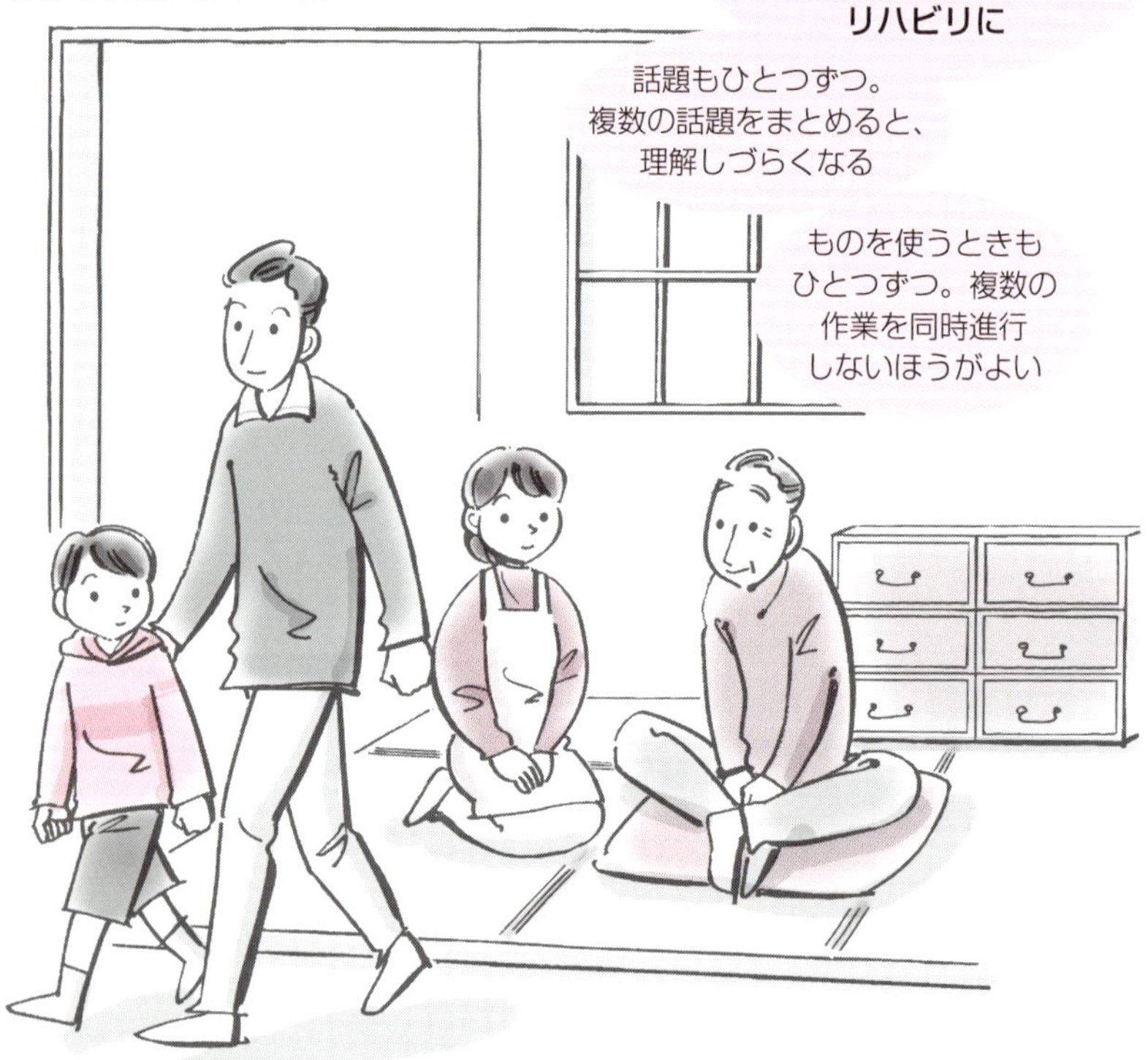

話題もひとつずつ。複数の話題をまとめると、理解しづらくなる
ものを使うときもひとつずつ。複数の作業を同時進行しないほうがよい

わかる方法で説明

人によって得意・不得意がある。本人の理解しやすい方法を探して試行錯誤することがリハビリになる

話し言葉がわかりやすければ、ひとつの話題を短い文章や単語でゆっくりと話す

話し言葉より書き言葉がよければ、短い文章や単語を用いて書き出す

言葉の理解は難しくても、しぐさが読みとれるなら、おおげさなジェスチャーで説明する

言葉や文字、しぐさへの理解力が落ちている場合は、見本をみせる。してほしいことをやってみせる

見本を示しても理解しにくい場合は、本人に手をそえて行動をうながす

家族は 総合的なコミュニケーションを

表情やジェスチャー、スキンシップなど、言葉以外に使えることがあります。手段にこだわらず、気持ちを伝え合うことをめざします。

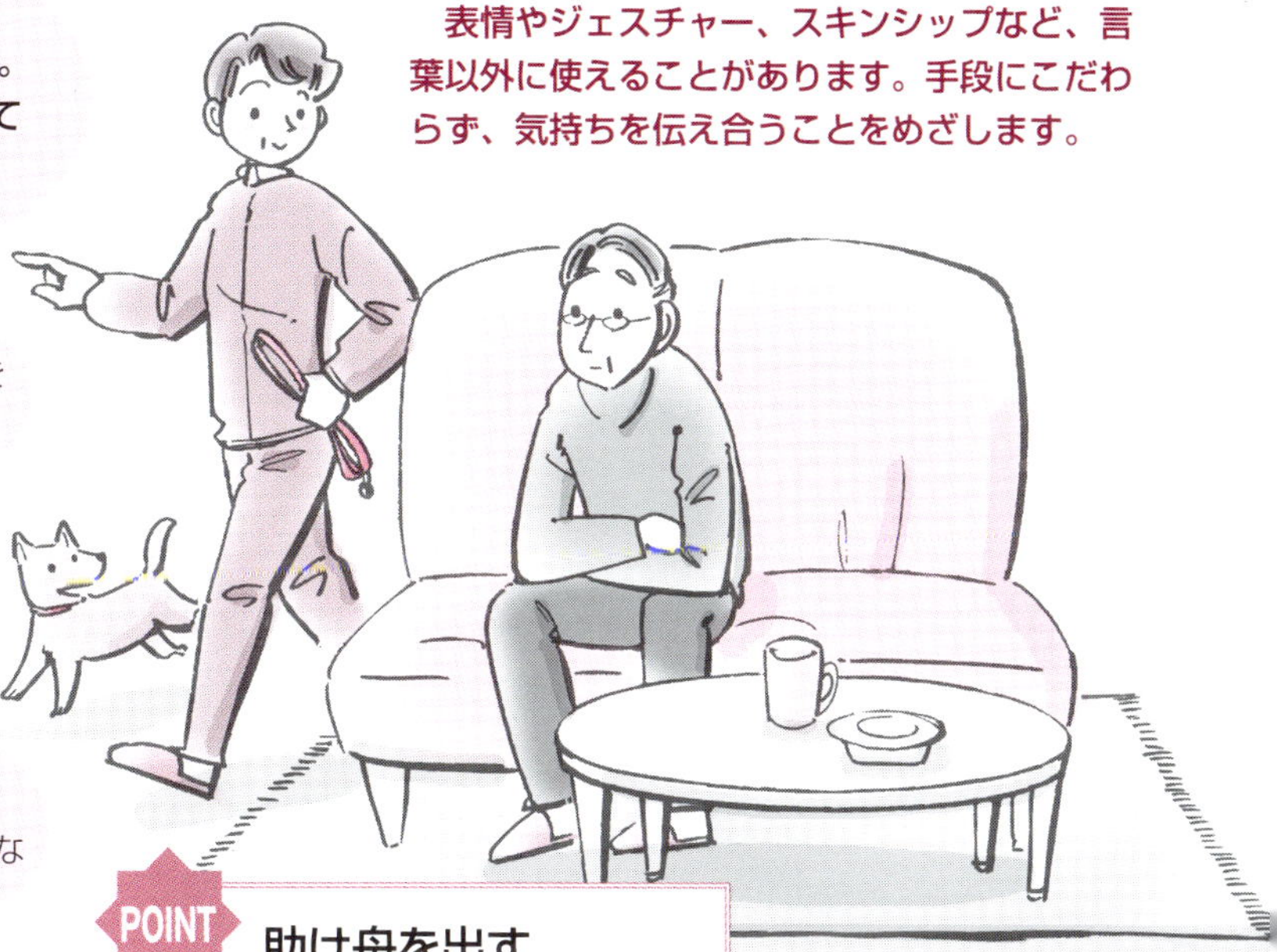

散歩用のジャージを着て、犬の首輪やリードをみせながら外歩きに誘うと、理解しやすい

POINT 助け舟を出す

言葉がなかなか出ないとき、プレッシャーをかけてはいけない。頭文字やヒントを言うなどして、助け船を出すとよい。

大勢で話しかけるとわかりにくい

理解力が落ちた人は、情報の取捨選択が以前と比べて苦手になっているのだと考えられます。

その人に大勢であれやこれやと話しかけていては、話の内容がわかりにくく、混乱させてしまいます。対応は一対一が基本です。

一対一を基本としながら、本人が理解しやすい条件を、家族全員で探っていきます。

NGリハビリ 言葉にこだわる

人とのコミュニケーションは、表情や動作など、言葉によるものだけではありません。言葉にこだわって、無理に言わせようとするのはよくありません。手段をとわず、気持ちを伝え合い、関係を深めていきましょう。

記憶力のリハビリ①

「七秒ワード」でやりとりをする

記憶に障害がある人は、発症前と比べて、覚えられる分量が減っています。とくに、新しいことを記憶したり、暗記するのは苦手です。なにごとも七秒以内で伝えることを習慣にしましょう。

困っていること	できること
人との約束や、もののしまい場所を忘れることが増えた。言われたことが、頭の中からすぐに消えてしまう	発症前に経験したことは覚えているし、毎日していることは身につく。短い文や単語なら記憶することができる

リハビリ　覚えられる言葉を使う

家族は「7秒ワード」を心がける

複数の事柄を含む長い文章では、覚えていることはできません。用件を7秒以内のキーワードにまとめましょう。

話し方

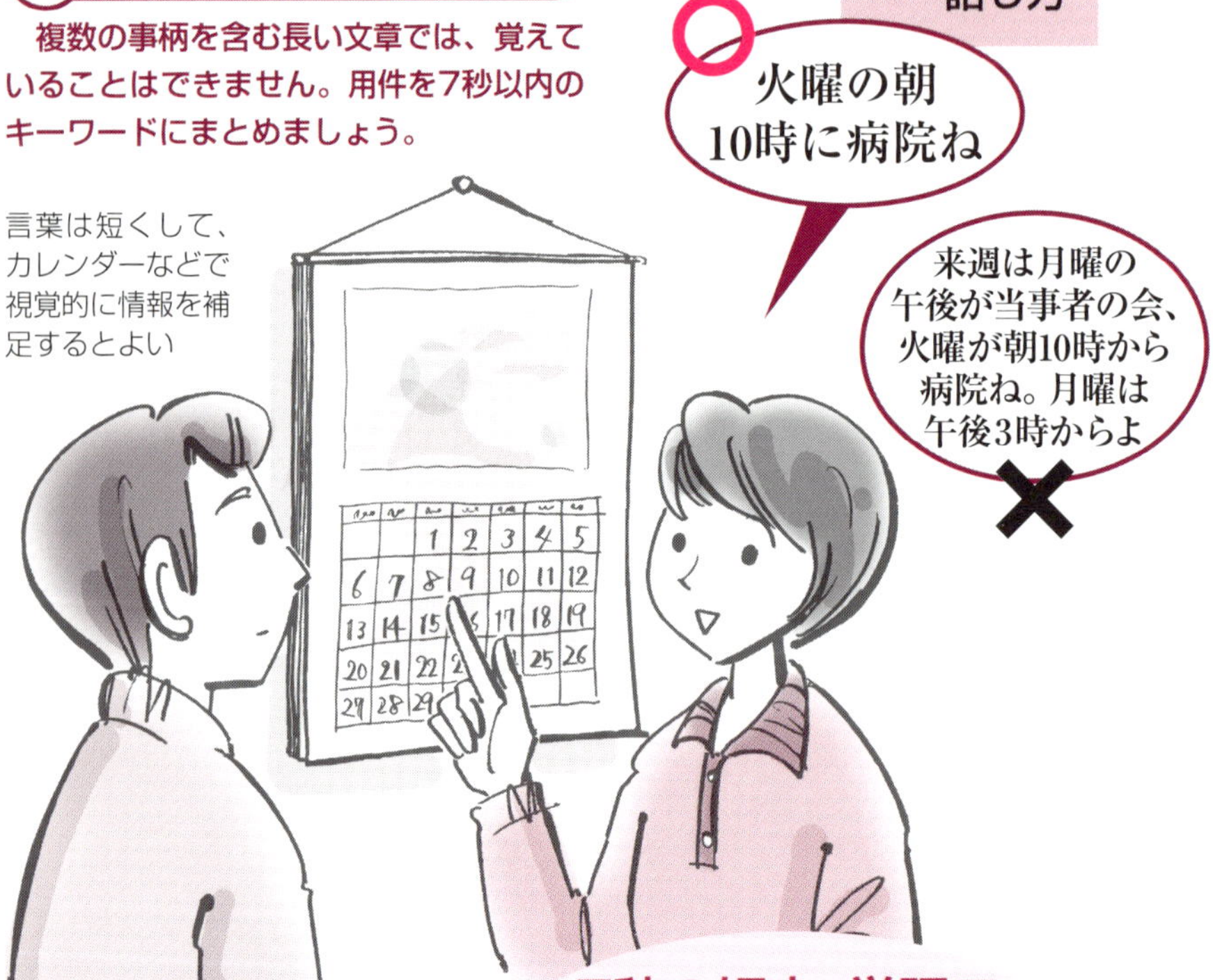

火曜の朝
10時に病院ね
来週は月曜の
午後が当事者の会、
火曜が朝10時から
病院ね。月曜は
午後3時からよ

言葉は短くして、カレンダーなどで視覚的に情報を補足するとよい

7秒の短文・単語で

要点をしぼり、7秒以内の言葉で話す。内容を短くまとめるのは意外と難しいもの。家族にも練習が必要

本人は 言われたことをオウム返し

言われたことをそのまま口に出してくり返します。自分で話したことが経験となり、比較的覚えやすくなります。

話し方

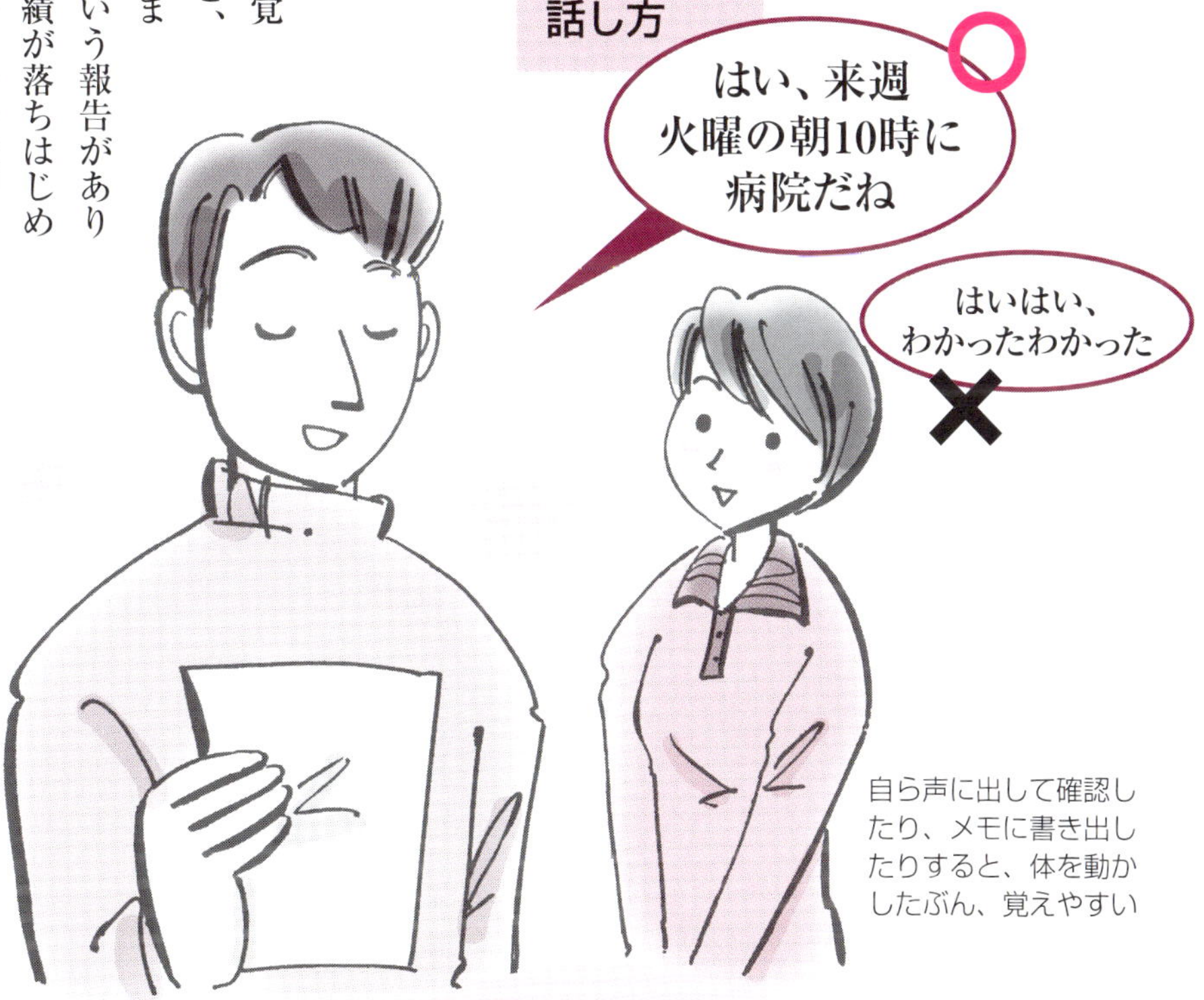
はい、来週
火曜の朝10時に
病院だね
はいはい、
わかったわかった

自ら声に出して確認したり、メモに書き出したりすると、体を動かしたぶん、覚えやすい

そのまま復唱する

言われたことを、そっくりそのままくり返して言う。同じ内容をくり返すことで確認し、記憶を定着させる

一日のできごとを日記に書いておく。予定や記憶が整理できる

復唱したあと、メモをとれるようであれば、忘れないうちに書きとめておく

七秒にはわけがある

数字を瞬間的に覚える検査をすると、多くの人が、七桁まではよく覚えたという報告があります。八桁から成績が落ちはじめるのです。一秒にひとつの数字と考えると、七秒が記憶のボーダーラインになるというわけです。

電話番号をイメージすると、わかりやすいでしょう。人に電話番号を伝えるとき、ひと息に言い切ることは、ふつうありません。○九○の、一二三四の、という具合に区切りを入れながら話します。八桁以上の数字は覚えにくいことを知っているのです。

NGリハビリ ひたすら訓練する

トランプの神経衰弱など、記憶障害に直接的に作用する訓練ばかりするのはさけましょう。難しい課題なので、自信を失わせる場合があります。苦手な暗記以外の方法で記憶力を伸ばすことも考えてください。

記憶力のリハビリ②

道具を使い、体を使って記憶する

頭で暗記するのではなく、体を使って記憶しましょう。メモをとる、携帯電話に予定を入力するなどして、道具を活用します。自分にとって覚えやすい方法を探すことが、リハビリになります。

困っていること	できること
通院の予定や家族に説明してもらったリハビリ方法など、重要なことを一生懸命覚えようとしても、記憶に残らない	会話の内容を覚えることは苦手でも、自分で話したり、書いたり、読んだりしたことなら比較的覚えやすい

リハビリ　これからは体を使って覚える

○ 道具に頼る

カレンダーやメモ帳などの道具に頼る。記憶力そのものを向上させようとするのではなく、難しい部分は道具で補う

本人は 家族は 道具を準備する

カレンダーやメモ用紙、タイマー、手帳、携帯電話など、覚えることに役立つ道具を準備します。

× 道具に頼るとリハビリにならない?

道具に頼っていると記憶力が回復しないと考える人もいるが、それは誤解。道具を活用するうちに、総合的に記憶力が改善する

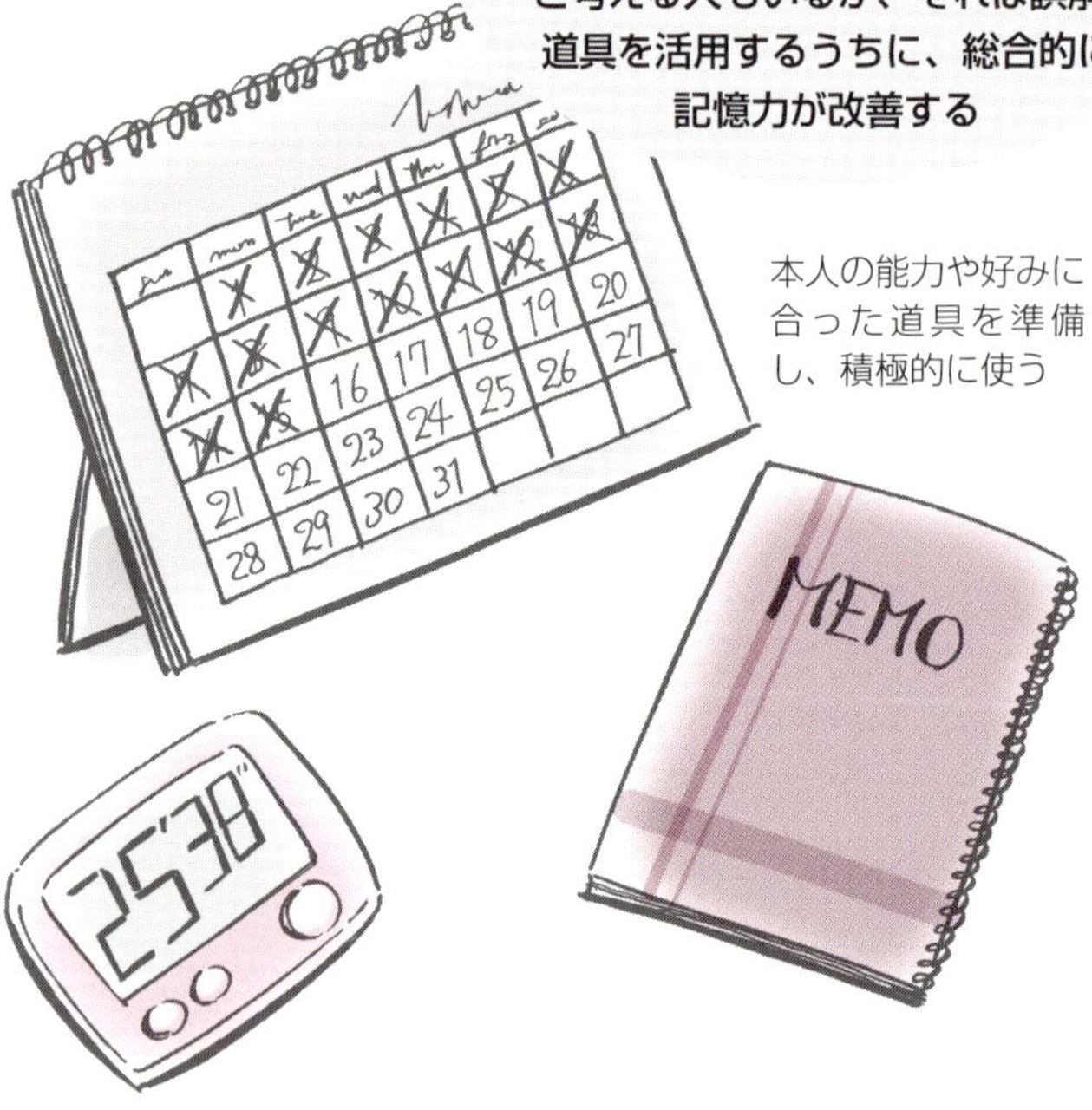

本人の能力や好みに合った道具を準備し、積極的に使う

本人は 家族は 体に覚えさせる

頭だけで覚えるのは苦手です。目や手を使い、同じ位置・同じ手順での作業をくり返すことで、情報が体にしみついていきます。

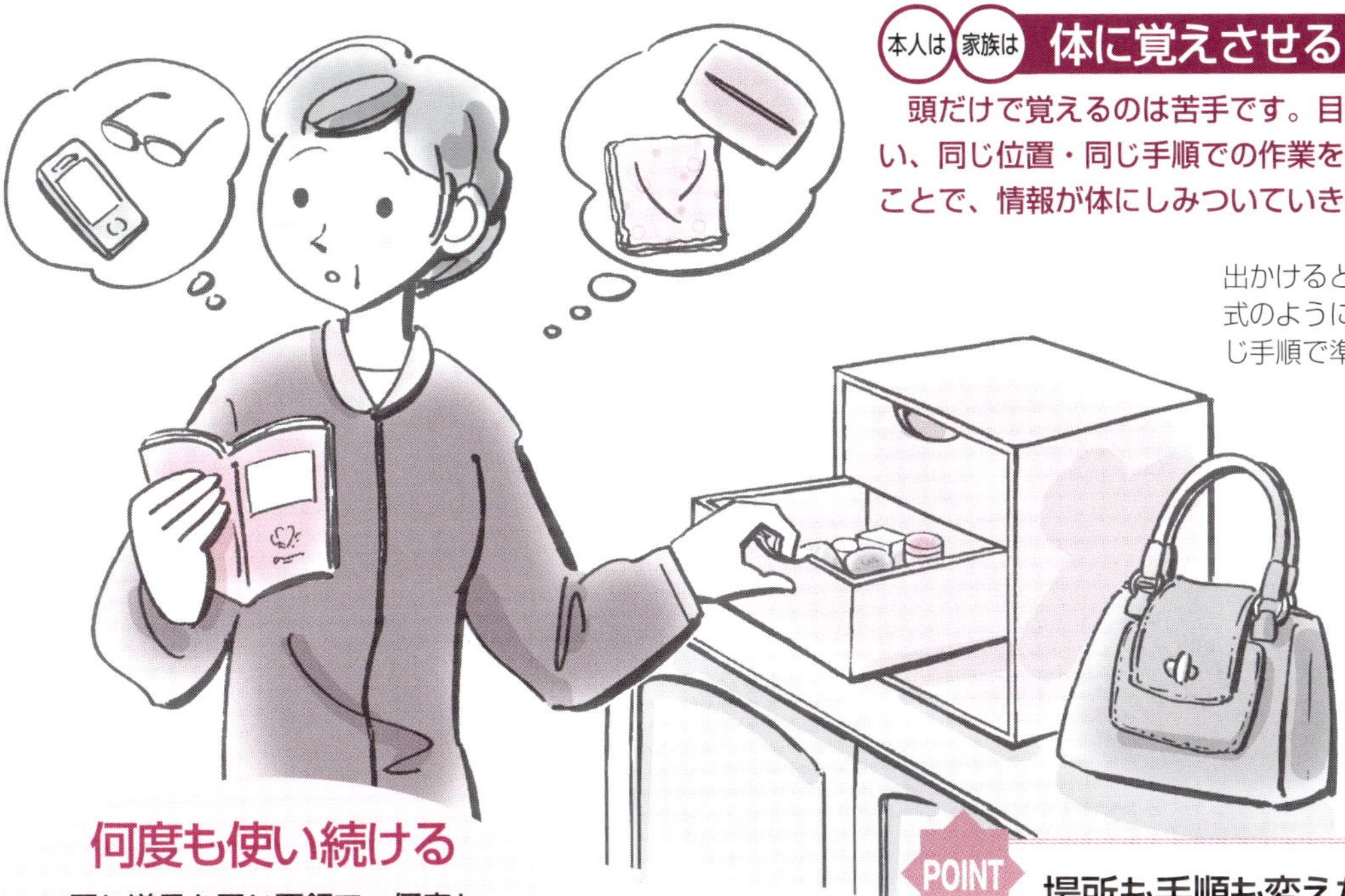

出かけるときは、儀式のようにいつも同じ手順で準備をする

何度も使い続ける

同じ道具を同じ要領で、何度もくり返し使う。経験記憶が積み重なり、生活がつながりやすくなる

POINT 場所も手順も変えない

大事なものはいつも同じ場所に置く。探すときはいつも同じ手順で探す。条件を整えることで、覚えやすくなって記憶力が上がる。

日時を表示する時計を身につけ、時間をひんぱんに確認する

書きこむ動作で、書いた内容が意識できる。読み上げるとなおよい

失敗しにくい環境をつくる。成功が続くと意欲が増し、記憶力も伸びる

覚えようと意識しすぎないで

忘れることをおそれるあまり、必死に覚えようとすると、そのストレスで記憶力がにぶります。

道具を使って、いつでも確認できるようにしましょう。記憶の緊張から解放され、覚えていられるようになるものです。

道具を使いこなせるようになれば、忘れものも減り、毎日の生活も楽しくなっていきます。

NG リハビリ 道具を多用しすぎる

カレンダーが便利だからといって、3つも4つも使っていては、混乱してしまいます。複数の道具を一度に多用するのはひかえましょう。必要なものにしぼり、使い方を家族に確認してもらえば安心です。

実行力のリハビリ

書く・聞く・立ち止まるをくせにする

ものごとを計画して実行することは、高次脳機能のなかでもとくにレベルの高い機能です。脳損傷後にはこの機能が十分に働かない場合があります。実行する内容をこまかく分け、ひとつずつ着実に進めるくせをつけましょう。

困っていること	できること
仕事や旅行、銀行での手続きなど、臨機応変に行動すべきことが苦手。段取りが悪く、予定に間に合わなかったりする	具体的な指示を受けて、ひとつずつ実行することはできる。その積み重ねをしていくことも十分に可能

リハビリ　なにごとも一歩ずつ進める

本人は 家族は　予定を書き出して整理

ものごとを計画するときは、できるだけこまかく具体的に、予定の行動を書き出します。家族はそれを的確に説明します。

外出中に持ち運べるよう、小さなカードに予定を書き出すとよい

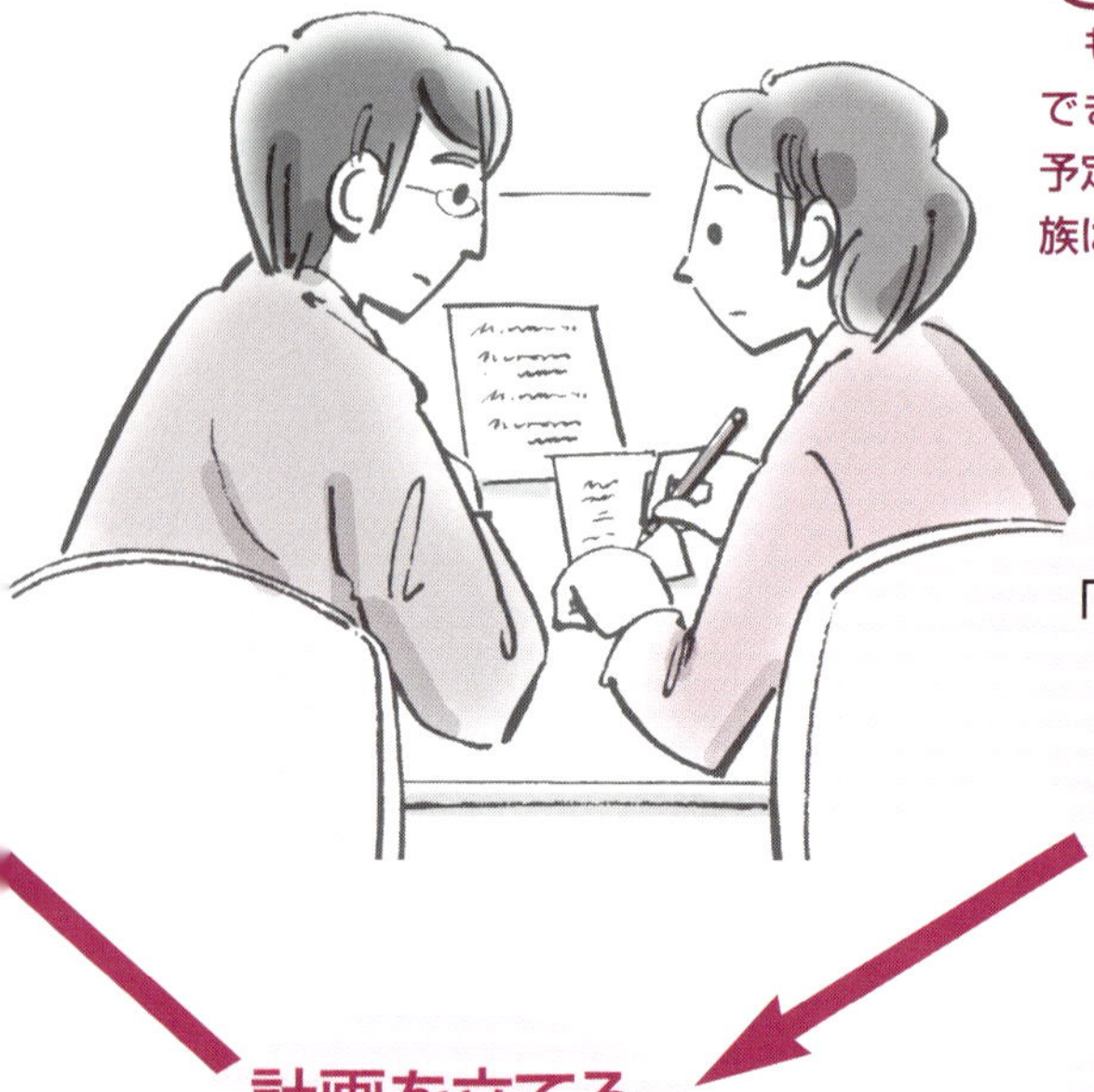

具体的に書き出す

「○○駅に朝10時」とだけ書くのではなく、「朝8時に起きる」「朝8時半に朝食」などと予定をひとつずつ書き出す

「いつ」「どこで」「誰が」「なにを」「どのように」「結果どうなるか」に整理

計画を立てる

書き出した内容をもとに計画を立てる。本人にわかりやすく整理し、家族がメモを書き足す。予行演習をするのもよい

行動の「よい点・悪い点」リストをつくる。それをみながら計画を決める

書くくせ

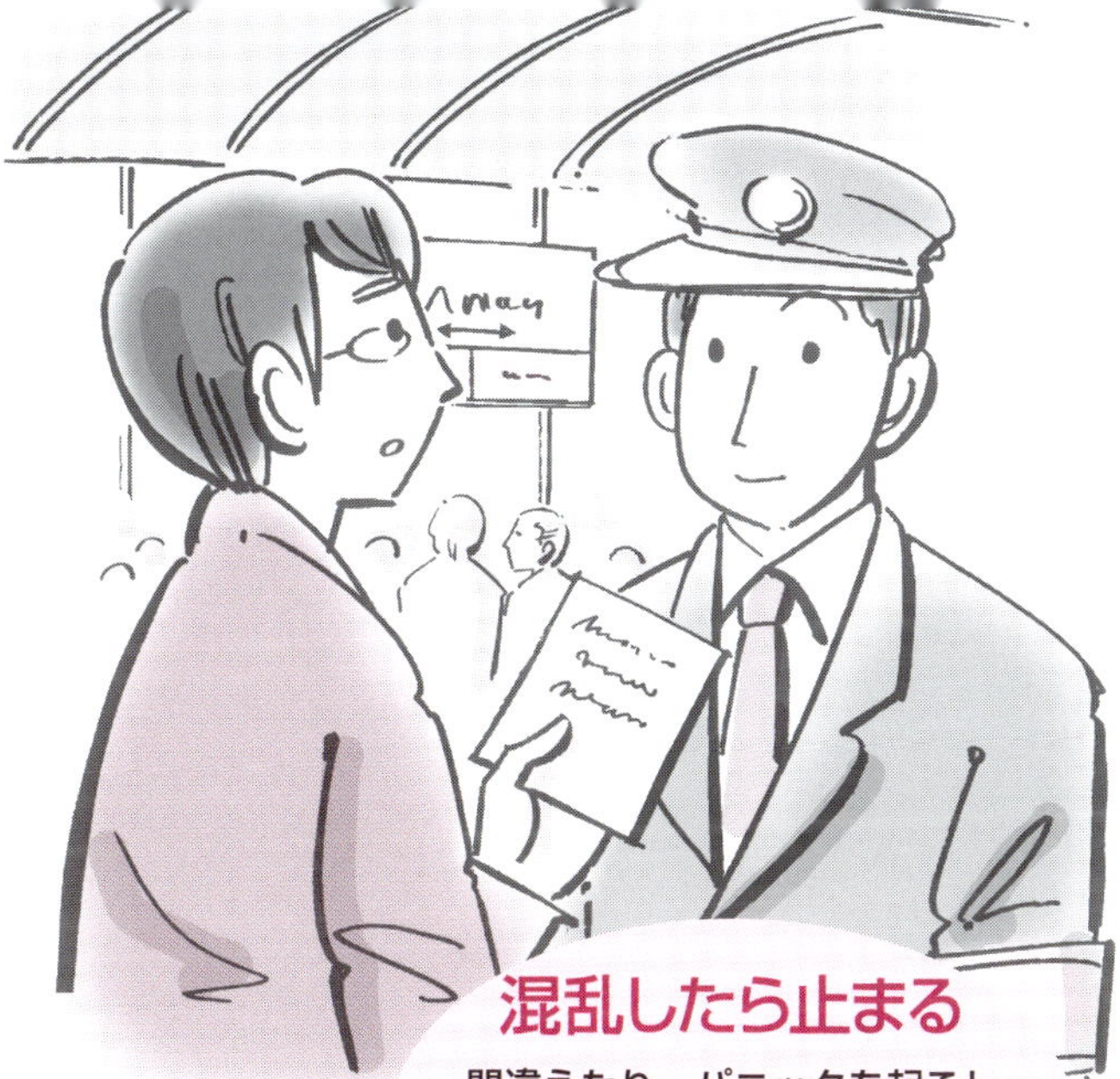

本人は 人に聞きながら実践する

計画が立てられれば、実践するのは簡単なように思えますが、いざはじめてみると、予想外のできごとが起きるもの。まわりの人に質問し、確認しながら行動しましょう。

調べてわかっていることでも、駅員に聞いて確認しながら進める

あせって行動することのないよう、時間には余裕をもたせる

順番に実行

段取りをまとめたメモをみながら、順番どおりに実行していく。予定に合わせてタイマーをかけるのもよい

混乱したら止まる

間違えたり、パニックを起こしそうになったりしたら立ち止まる。メモをみて手順や予定を確認する

立ち止まるくせ

人に質問する

立ち止まって確認してもわからなければ、周囲の人に質問する。家族や医療スタッフ、交通機関の職員など、聞きやすい人に

聞くくせ

NG リハビリ 予測できないことに挑戦

ものごとの見通しが立たないと、本人は不安になってしまいます。予測不可能で抽象的な指示はさけましょう。また、当日になって急に予定を変えたり、計画にない新しいことをつけ加えたりするのも、混乱のもとです。

シミュレーションが欠かせない

旅行や各種手続きなど高度な能力が求められることを、以前と同じ感覚でするのは控えたほうがよいでしょう。脳損傷によって、場に応じた柔軟な対応がしづらくなっている可能性があります。

事前に計画を立て、情報を整理しておいたほうが安心です。そのために必要なのが書く・聞く・立ち止まるの三つのくせです。

現実感のリハビリ

できることをひとつずつ実感していく

脳を損傷すると、現実感がとぼしくなり、自分自身を客観的にみることが難しくなります。考えるよりも、生活するなかで、できることを実感し、その裏返しとして、できないことも把握していくとよいでしょう。

困っていること	できること
生活していて特別に不自由を感じることはないが、家族には症状があると言われる。でも、言われている問題点が理解できない	日常生活に必要なことは、少しずつできるようになっていく。その実感が、自分を客観的にみるためのたすけとなる

リハビリ　生活のなかで実感していく

家族は　できることに目を向ける

病気の状態に気がつかない本人に、周囲の人はつい、厳しい言葉で指摘しがちです。それよりも、できることに目を向けましょう。

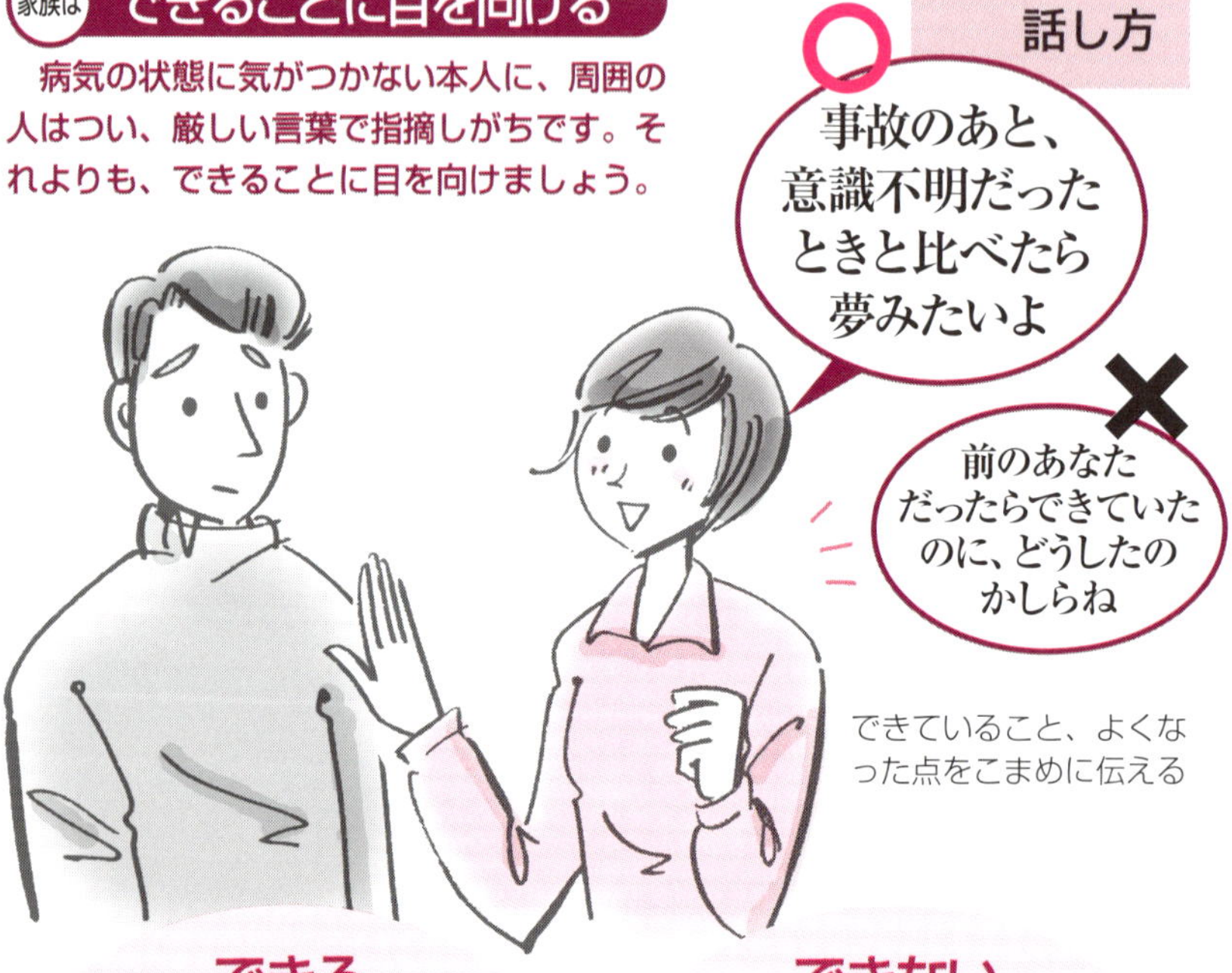

話し方
○
事故のあと、意識不明だったときと比べたら夢みたいよ
×
前のあなただったらできていたのに、どうしたのかしらね

できていること、よくなった点をこまめに伝える

できることをほめる

本人の得意なことに注目し、できたらほめるようにする。少しでも上達したら、回復への一歩なのだと考える

できないことには共感

本人は、できなくなったことに対してとまどい、不安に思っている。その不安には共感をよせる

本人は　できることを理解する

ほめられて自分の能力を認識すると、それにともない、脳損傷によって起きた変化もじょじょにわかってきます。同じ立場の人と会うことも、理解のたすけになります。

POINT　人のことはよくみえる

自分のことはみえなくても、他人の行動の善し悪しはみえやすい。当事者の会に参加したら、症状の全体像がわかったという人もいる。

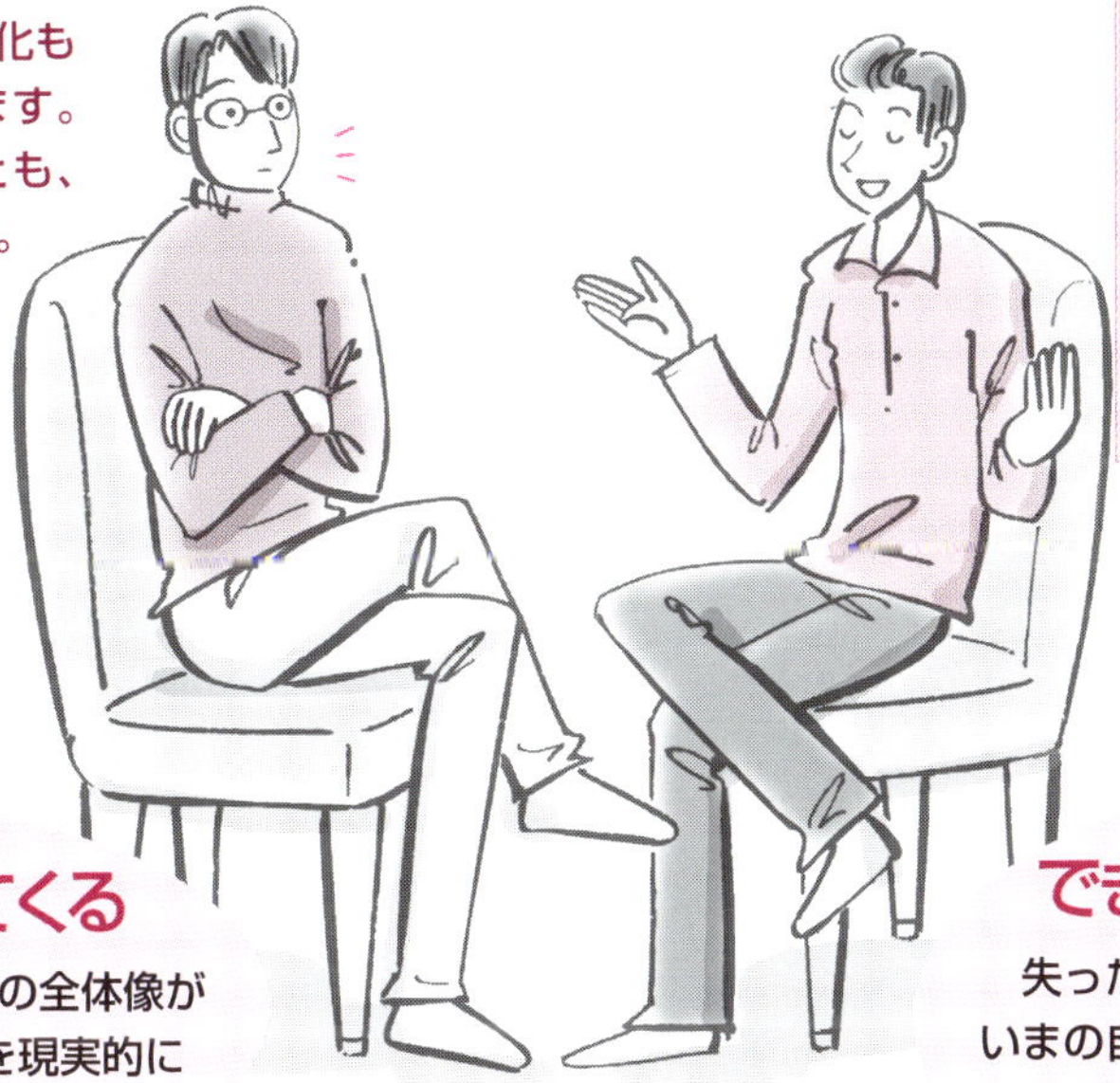

人をみていて、足をくんでいると態度が悪くみえることもあるのだと気づいた

できることを自覚

失った機能にこだわるより、いまの自分ができることをみる。前向きにいまの状態を評価していく

できないことも理解

リハビリによって改善した部分と、改善しない部分を区別できるようになっていく。ほかの人との交流によって症状への理解が深まる

現実感が出てくる

リハビリの効果や、症状の全体像がわかるにつれて、障害を現実的に考えられるようになっていく

現実感は自分で気づくもの

自分の問題に気づいていない人に、頭ごなしに問題点を指摘しても、反感を買うだけです。

本人が自分の障害に気づくのは、高次脳機能障害のリハビリの最後の段階。ゴールといってもよいくらいレベルの高い到達点です。

現実感は自分自身で気づくもの。本人が自然に気づくような環境づくりをしましょう。

NG リハビリ　無理して障害を受容

本人の障害について切々と説明して、認めさせようとしても、うまくはいきません。できないことばかり指摘して、うるさがられてしまいます。また、無理をさせ、失敗させ続けては、心に傷を残すだけです。

見当識のリハビリ

言葉で、場所と時間の見当をつける

今日が何月何日で、自分がいまどこにいるのかがわかることを「見当識」といいます。人間の基本的な能力であり、高度な脳機能でもあります。しかし、そのリハビリは簡単。あいさつをよくすることです。

困っていること	できること
季節や日時、時間、自分のいる場所が認識しにくい。どのような状況にいるのかわからない。生活がつながらない	脳を損傷する前に好きだったことは、いまも好きで続けられる。一つひとつの活動はできている

リハビリ　楽しみで生活をつなげていく

本人は　季節感を意識する

気温の変化、風の流れ、土のにおいなど、季節を肌で感じるよう意識します。心と体に現実感を与えましょう。

自然を楽しむ

地球のもつ力にふれるため、五感を通じて体いっぱいで自然を楽しむ。生きている実感をもつ

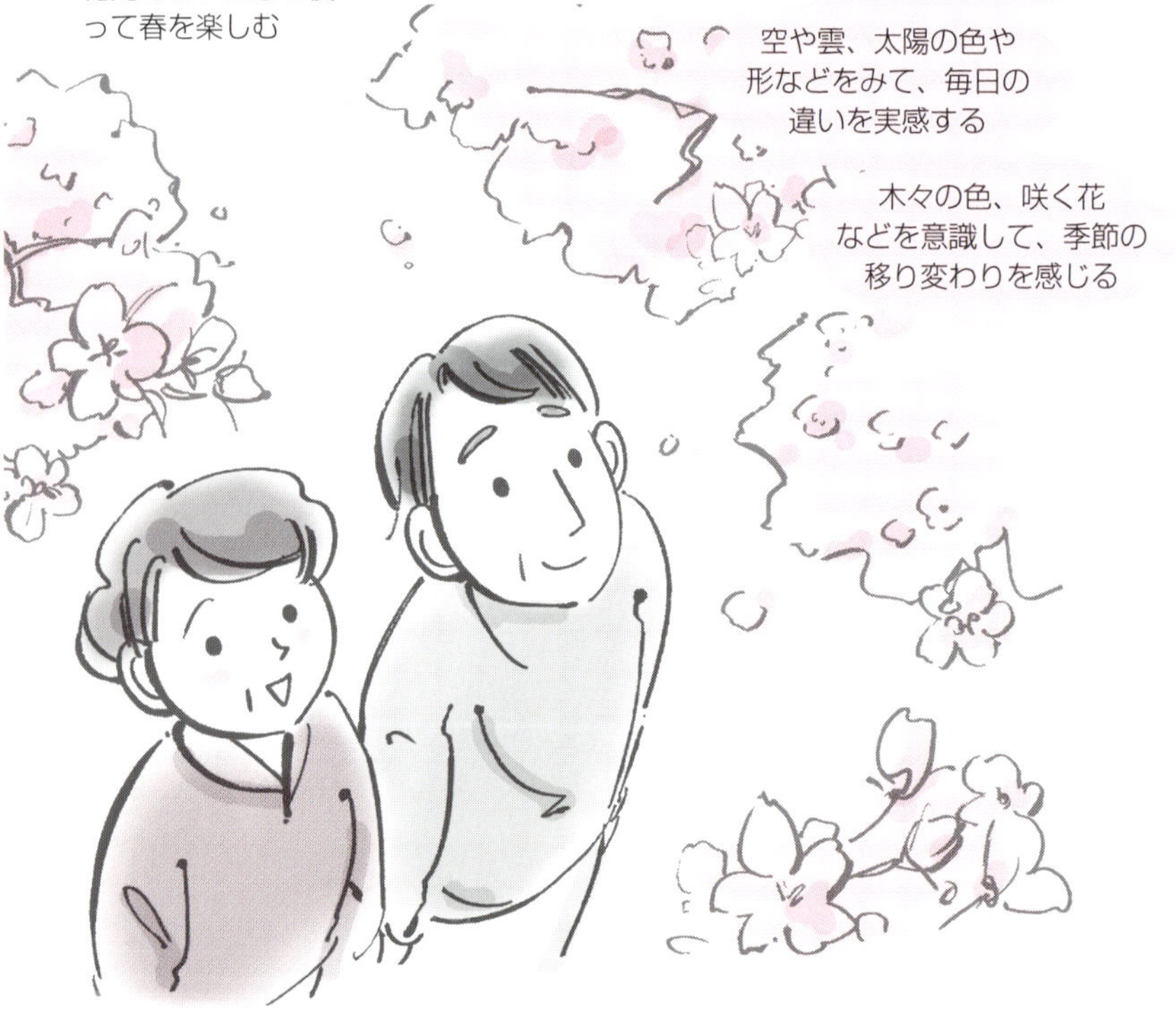
花見をし、五感を使って春を楽しむ
空や雲、太陽の色や形などをみて、毎日の違いを実感する
木々の色、咲く花などを意識して、季節の移り変わりを感じる

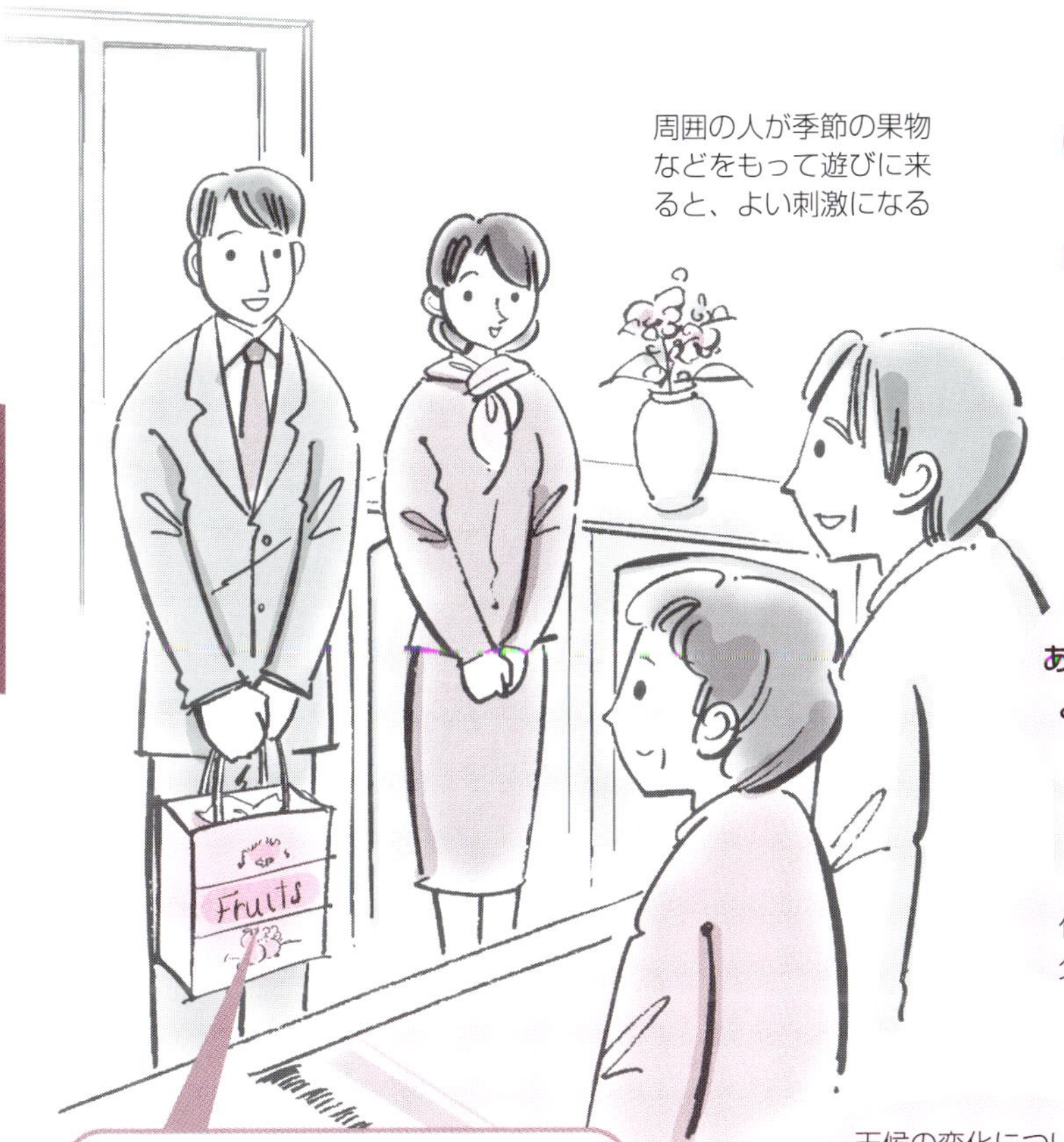
周囲の人が季節の果物などをもって遊びに来ると、よい刺激になる
Fruits
その季節ならではの旬の食材、季節の行事に欠かせない食べ物を買う
本人は気温の変化を感じにくいこともある。家族が季節感のある服装を提案する
天候の変化について、言葉で説明し、季節の変わりめを実感してもらう

家族は 季節感を補足する

本人に季節の感覚がないことを理解し、接するようにしましょう。カレンダーなどで季節感のヒントを与えます。

言葉とものので表現

あいさつを通じて、季節を感じられるようにする。また、生活に季節感のあるものをとり入れ、感覚を刺激する

あいさつの例

- あたたかな、いい陽気になりましたね
- 雨の日が続いて、うっとうしいですね
- こう毎日暑いと体がまいりますね
- 街路樹が色づいてきましたね
- 今年も残り少なくなりました

リハビリには生きている実感が必要

人間は、生きている実感がないと、なにごとにも意欲がもてません。集中力や理解力、記憶力なども、生きる喜びなしには十分に働かないでしょう。

生きる実感を得ることは、リハビリの方法を正確にこなすことよりも重要です。リハビリは、家族とふれあい、季節を感じ、幸せに暮らすためにあるのです。

NG リハビリ 場所・時間を答えさせる

場所や時間を認識させようと、本人にプレッシャーを与えるのはよくありません。クイズ形式で場所と時間を当てるような訓練はやめましょう。本人が自分のおかれている状況に現実感をもつための援助をしてください。

COLUMN

公開リハビリで周囲の理解が進む

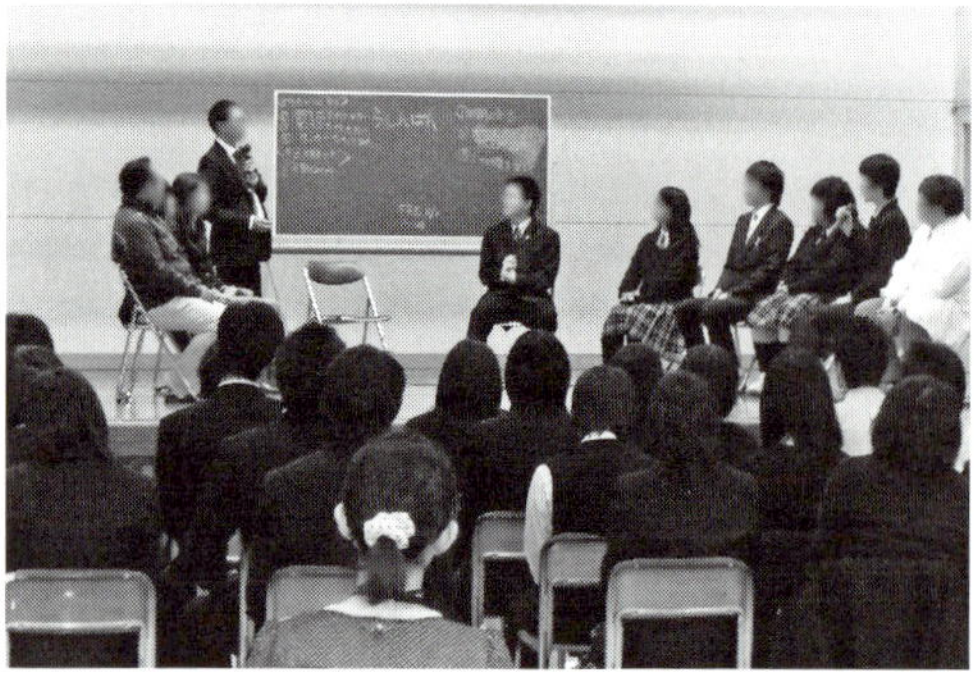

公開リハビリ当日の様子。本人が話したため、具体的・現実的な語り合いになった

高校で開催された「公開リハビリ講座」

小学五年生のときに交通事故にあい、高次脳機能障害となった男の子がいます。リハビリにとりくみ、高校生になった現在は機能が改善してきましたが、脱抑制（五四ページ参照）や遂行機能障害、記憶障害などの症状があります。

その子の通う高校で、医師と本人、そして教師や同級生などが壇上に立ち、障害について語り合う機会をもうけました。話し合いそのものがリハビリになるため、「公開リハビリ講座」としました。

本人が今後の生活でとりくんでみたいことをあげ、参加者からさまざまな提案がなされました。「野球がやりたい」という希望には、「実際にボールを握ってみてはどうか」など、具体的なアドバイスが出ました。

同級生が、相互理解の重要性を知った

公開リハビリ講座終了後、講座を聞いた生徒たちに、アンケートに答えてもらいました。

感想として、「明日からできることを考えるのが意外に大変だった」「相手のよいところをみつけてほめるためには、相手をよく知ろうとしないとダメだとわかった」などがありました。

「公開リハビリは、障害をもつ本人のためだけではなく、周囲の人のリハビリでもあることがよくわかった」という回答もありました。まさに、そのとおりです。

周囲の人々が、当事者に適切な対応ができるようになると、状態はよくなります。その方法のひとつとして、公開リハビリに期待がかかります。

3

リハビリするうちに自己理解が進む

治療を終え、日常生活のなかでリハビリをするうちに、
だんだんと自分ができること、できないことがはっきりしてきます。
最初はあせったり落ちこんだりするでしょう。
でも、周囲の理解と協力に気づく時期でもあります。

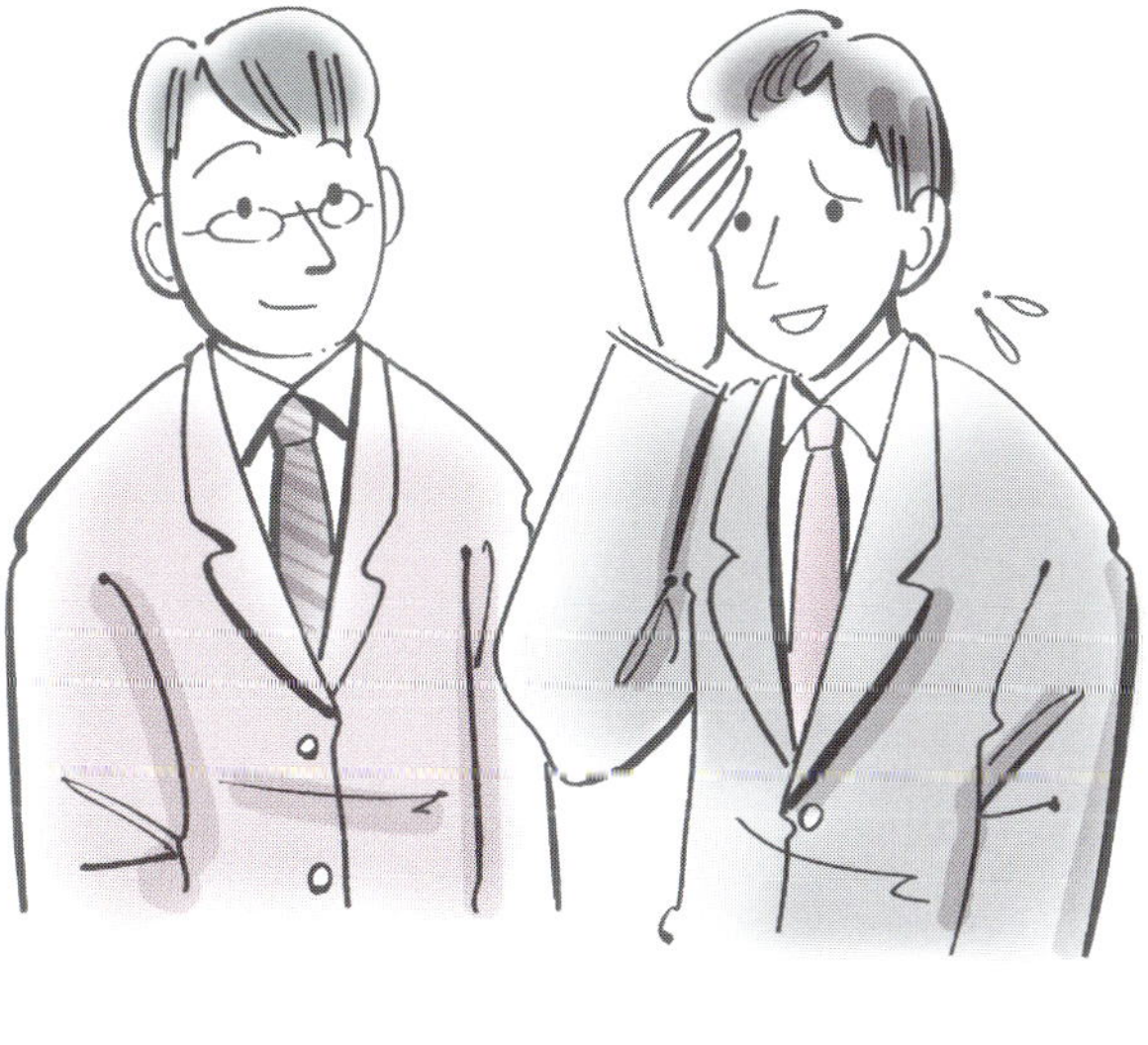

プロフィール

30代男性Dさん。脳梗塞を発症後、記憶障害や見当識の障害、発動性の低下がみられるように。とくに記憶力の低下が目立ちます。

ケースで知る **本人の気持ち**

忘れっぽいと自分で言えるように

最初は障害のことにも症状のことにも否定的だった本人が、リハビリを続けていくなかで、少しずつ障害に対して自覚的になっていくことがあります。リハビリを通じて、自分のいまの状態を実感することが大切なのです。

❶ 以前は道に迷うことなど、ほとんどなかったのですが、発症以来、道順が覚えられなくなってしまいました。

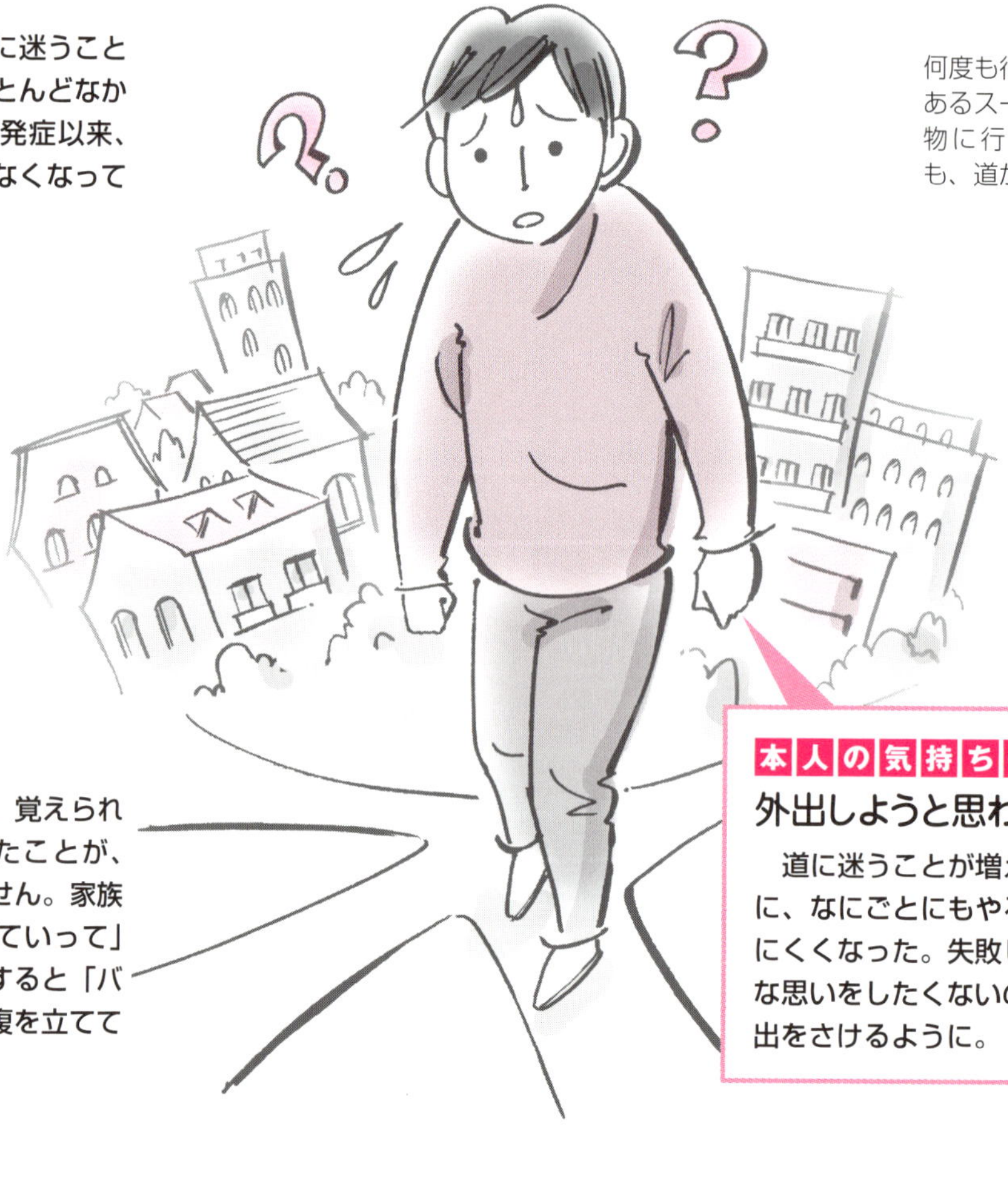

何度も行ったことのあるスーパーに買い物に行こうとしても、道がわからない

❷ そのうえ、覚えられなくなったことが、認識できていません。家族が「地図を持っていって」とアドバイスをすると「バカにするな」と腹を立ててしまいます。

本人の気持ち①

外出しようと思わない

道に迷うことが増えたうえに、なにごとにもやる気が出にくくなった。失敗していやな思いをしたくないので、外出をさけるように。

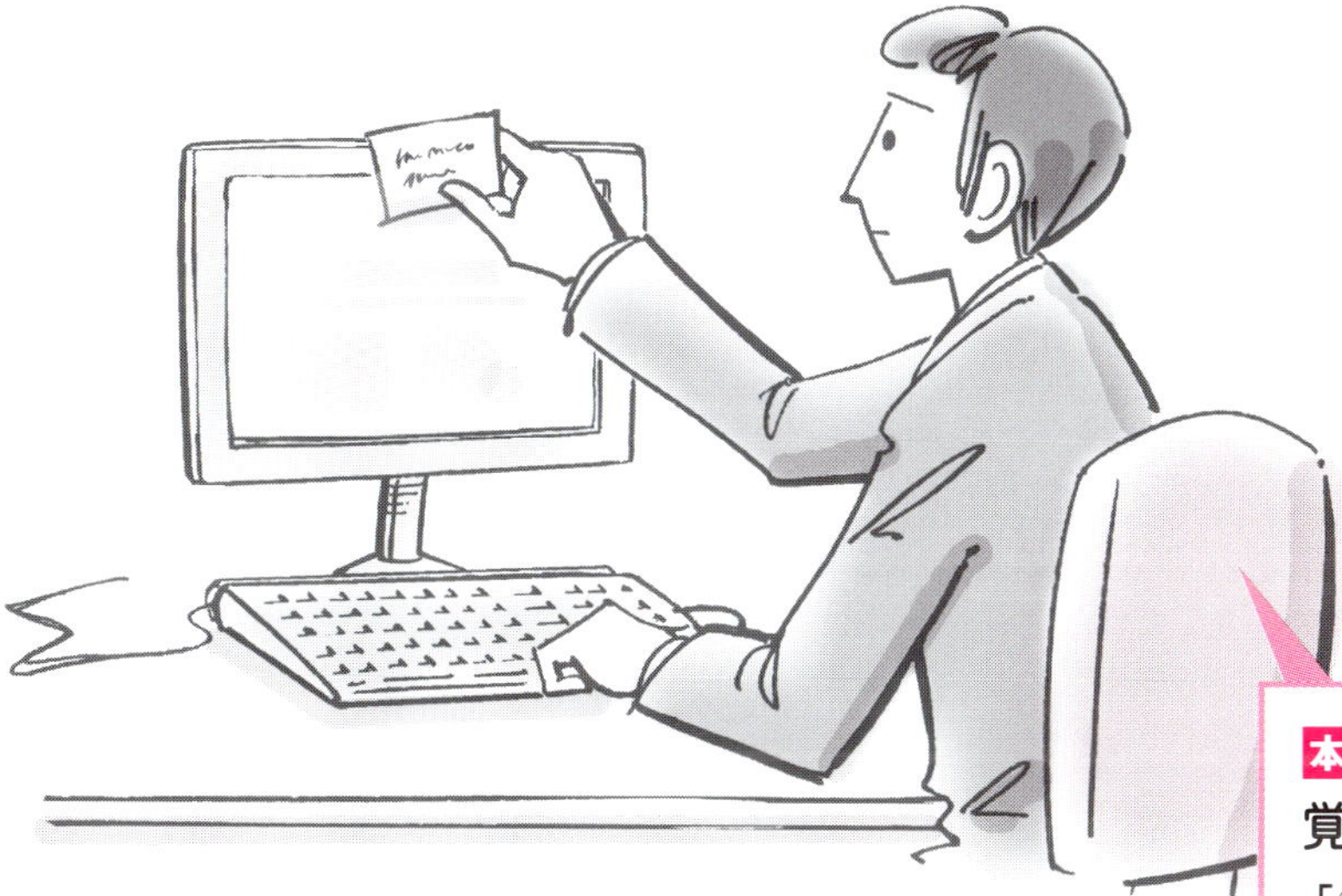

❸ Dさんは、手順や用事もよく忘れます。家族はさまざまなアドバイスをしました。そのなかで、メモをとるのが役立つということにはDさんも納得。実践しはじめました。

本人の気持ち②

覚え方がわかってきた

「○日まで」「△さんに」など、具体的なことを紙に書いておけば、覚えられることがわかり、自信がついてきた。

付箋を持ち歩き、メモをとって、よく使う道具に貼っておく習慣ができた

❹ メモをとること、そして、パソコンなど自分の道具にメモを貼り、くり返し確認することを習慣にしていくと、じょじょに記憶力が改善してきました。

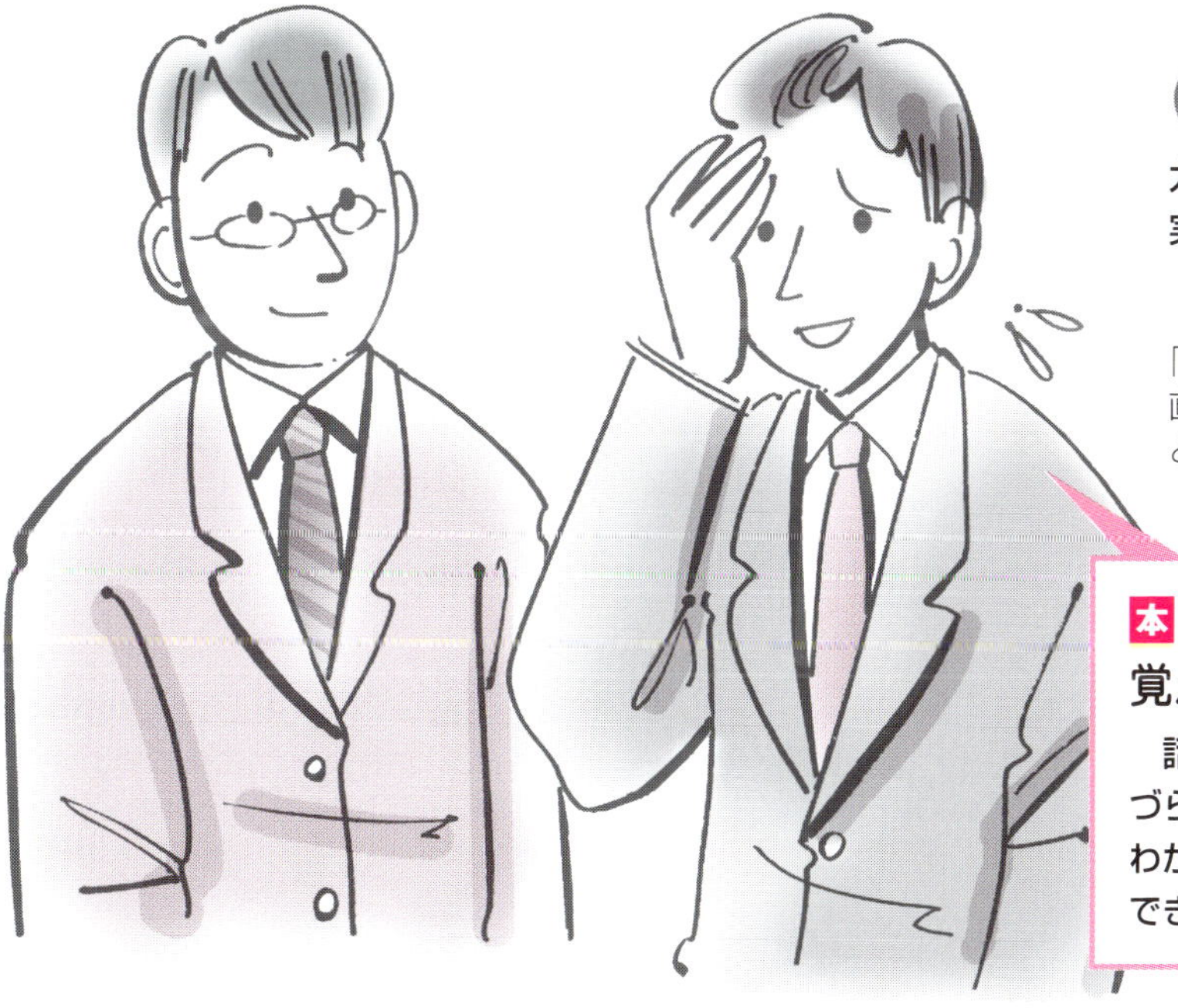

❺ 覚えられることが増えるにつれ、Dさんは自分の記憶力が以前とは違っていることも、実感しはじめました。

「最近忘れっぽいんだ。ごめんね。直前になったらもう一度言って」などと、周囲に協力を頼めるように

本人の気持ち③

覚えづらさもわかってきた

話し言葉で聞いただけでは覚えづらいという現実が、じょじょにわかってきた。メモをとれば対処できるので、欠点とは感じない。

自己理解

症状がよくなっていくことを自覚する

家族は、本人が症状に気づかないうちは、リハビリがうまくいかないと思いがち。でも、自覚するのは症状がよくなってきたころからです。できることが増えるにつれ、症状が改善したことを実感します。

自己認識は誰にとっても難しい

記憶障害がある人に、「あなたは記憶障害があるから、いろいろなことが覚えられない」と言っても、言われたほうはなんのことやら、理解できません。

障害のない人でも、欠点を周囲に指摘されれば気分が悪くなります。ふつう、自分の欠点をわざわざ確認することなんて、なかなかできないでしょう。

本人が自分の変化、とくに症状としての変化に気づいて、さらに受け入れるとなると、難しいのです。あせってはいけません。まずは家族が環境を整え、適切な対応法を身につけることからです。一歩一歩進んでいきましょう。

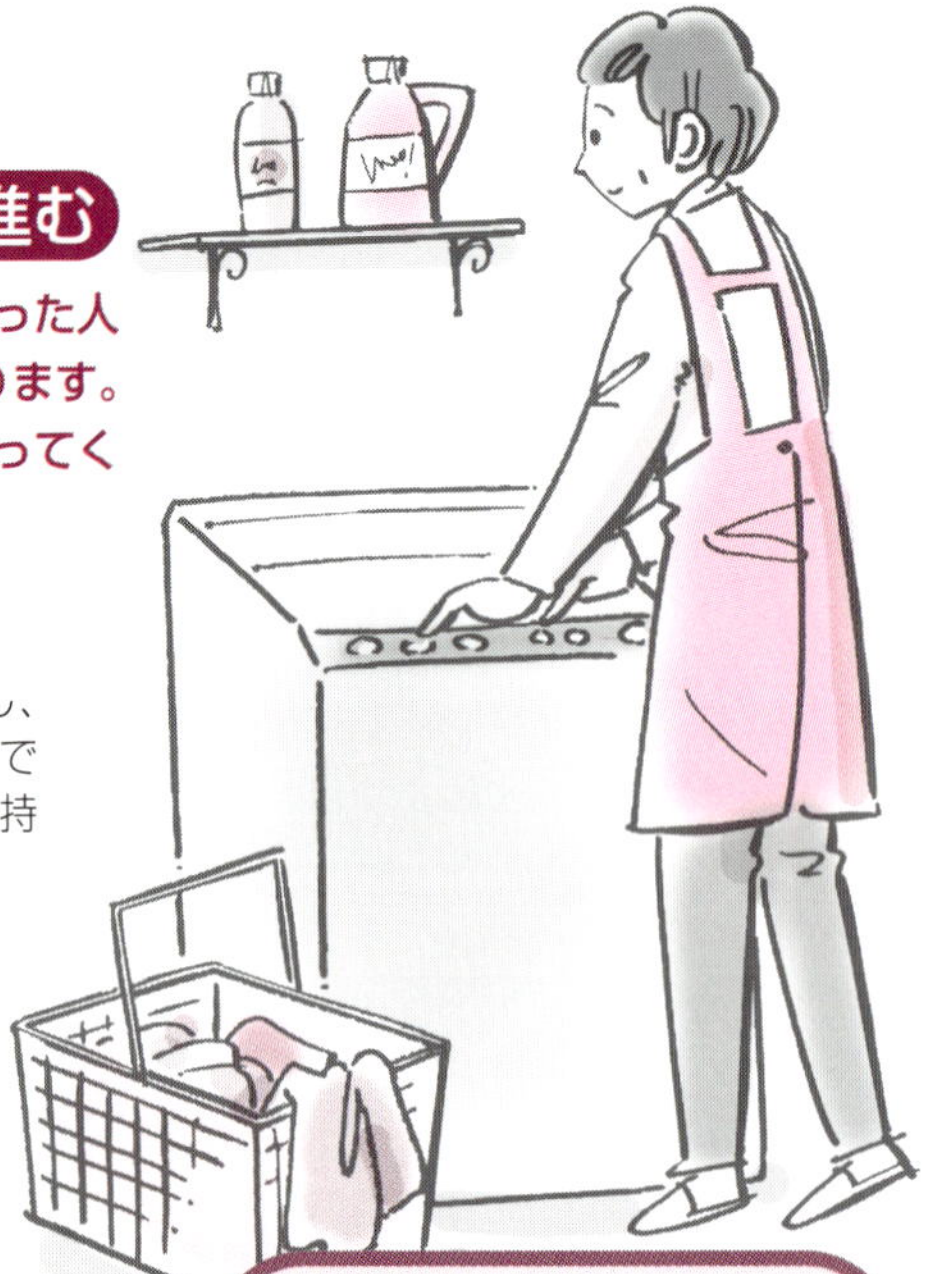
心身の耐久力が回復し、以前できていた家事ができるようになると、気持ちに余裕が出てくる

よくなるにつれ理解が進む

意欲がわかず、なにもできなかった人も、リハビリをはじめると、変わります。できること・できないことがわかってくるのです。

状態がよくなる

適切な対応をすれば、症状は必ずよくなる。発症直後と、退院の時点と、リハビリにとりくみはじめたあとを比べてみると、確実によくなっていることがわかる。

でも

よくならないこともみえてくる

状態がよくなると、行動範囲が広がり、できることも多様になる。そのなかで、リハビリを続けてもあまり改善しない部分があることもわかってくる。

最後に障害を理解する

前頭葉の機能の頂点に、自分の状態への気づきがあります。障害を理解するのは、リハビリを続けていったあと、最終的な段階なのです。

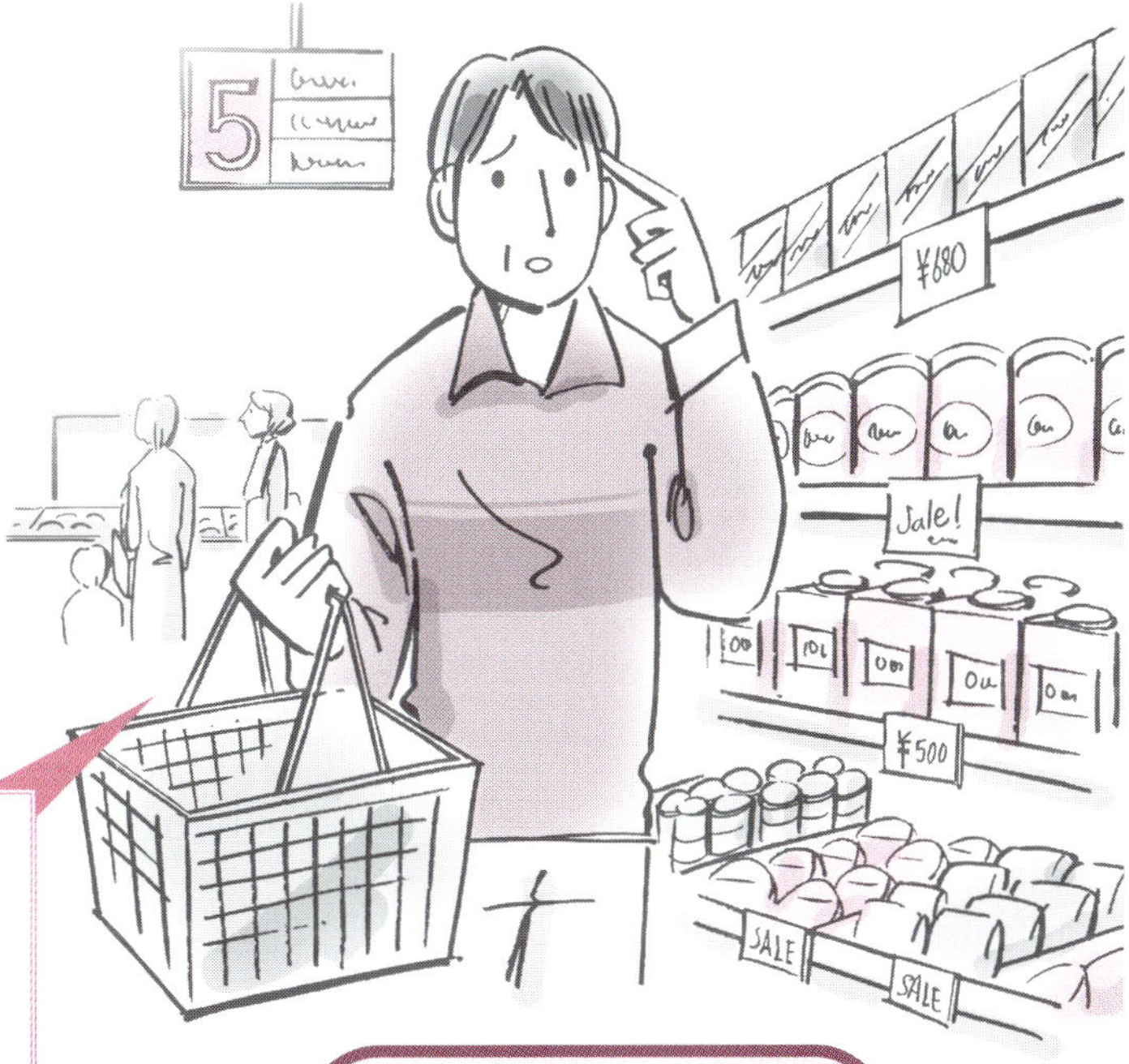

買うものを覚えてスーパーに来たはずが、忘れてしまう。メモを持ち歩かないと難しいのだと自覚していく

POINT

症状はオーバーラップする

悩みごとが、単独の症状から生じているケースはまれ。たとえば買い物の難しさには、注意力の低下や記憶障害、遂行機能の障害など複数の症状がオーバーラップしながら関わっている。症状を理解するときには、単純化しないよう注意。

そして

症状を認識できる

リハビリをしても改善しにくい部分こそが、病気やケガの後遺症なのだとじょじょに認識する。それでも十分に生活できるという思いもわいてくる。

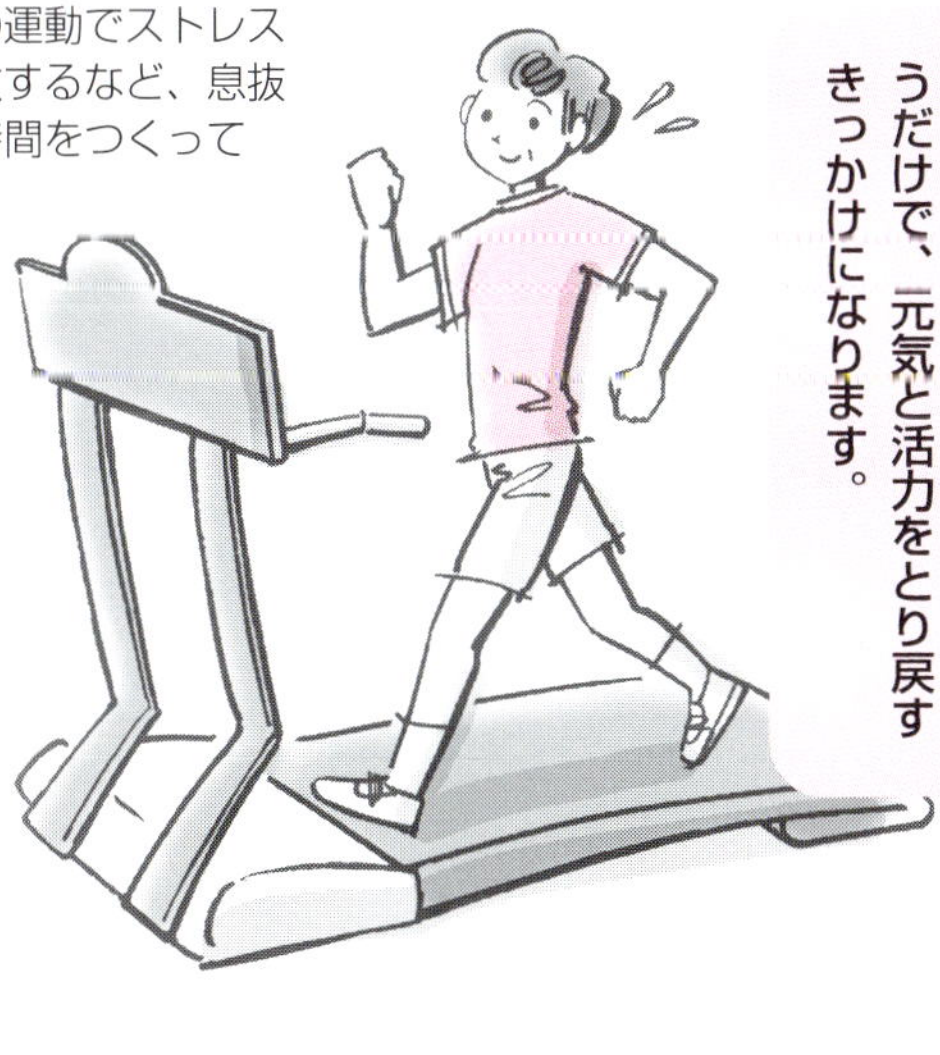

趣味の運動でストレスを発散するなど、息抜きの時間をつくって

家族も自分の生活をみつめ直す

高次脳機能障害の人の家族は、本人の障害について、つねに思い悩んでいます。

サポートしようとあせるあまり、自分自身の健康がそこなわれていることに、家族自身が気づいていない場合もあります。

障害がある本人にとって、家族の支えはかけがえのないもの。共倒れになっては大変です。

家族にも、悩みを相談できる場所が必要です。根本的な解決でなくても、誰かに悩みを聞いてもらうだけで、元気と活力をとり戻すきっかけになります。

易疲労性がわかる

精神的な疲れやすさに気づいていく

発症からしばらくは、座っていると姿勢がくずれ、眠くなってしまうもの。精神的な疲れやすさが、症状として出ています。上手に休憩をとることで、自分の疲れやすさがどれくらいなのか、わかってきます。

本人は脳の疲れを自覚しにくい

リハビリをはじめてすぐにボーッとしたり、姿勢がくずれたりするのは、脳に酸素が足りなくなって、疲れているからです。

脳を損傷した人は、脳にうまく酸素やエネルギーをとりこめなくなっています。

そのために、脳を少し使っただけで、すぐに「電池切れ」の状態になってしまうのです。

ただ、体の疲れと違い、脳の疲れは自覚しにくいもの。姿勢がくずれ、疲れているようにみえても、本人は「大丈夫」「疲れていない」などと否定しがちです。疲れやすさを理解するためには、リハビリや家族の助言が欠かせません。

疲れをいやせるように

心の耐久力のリハビリ（26ページ参照）をおこない、休憩のとり方を身につけると、疲れきる前に自分をいやせるようになっていきます。

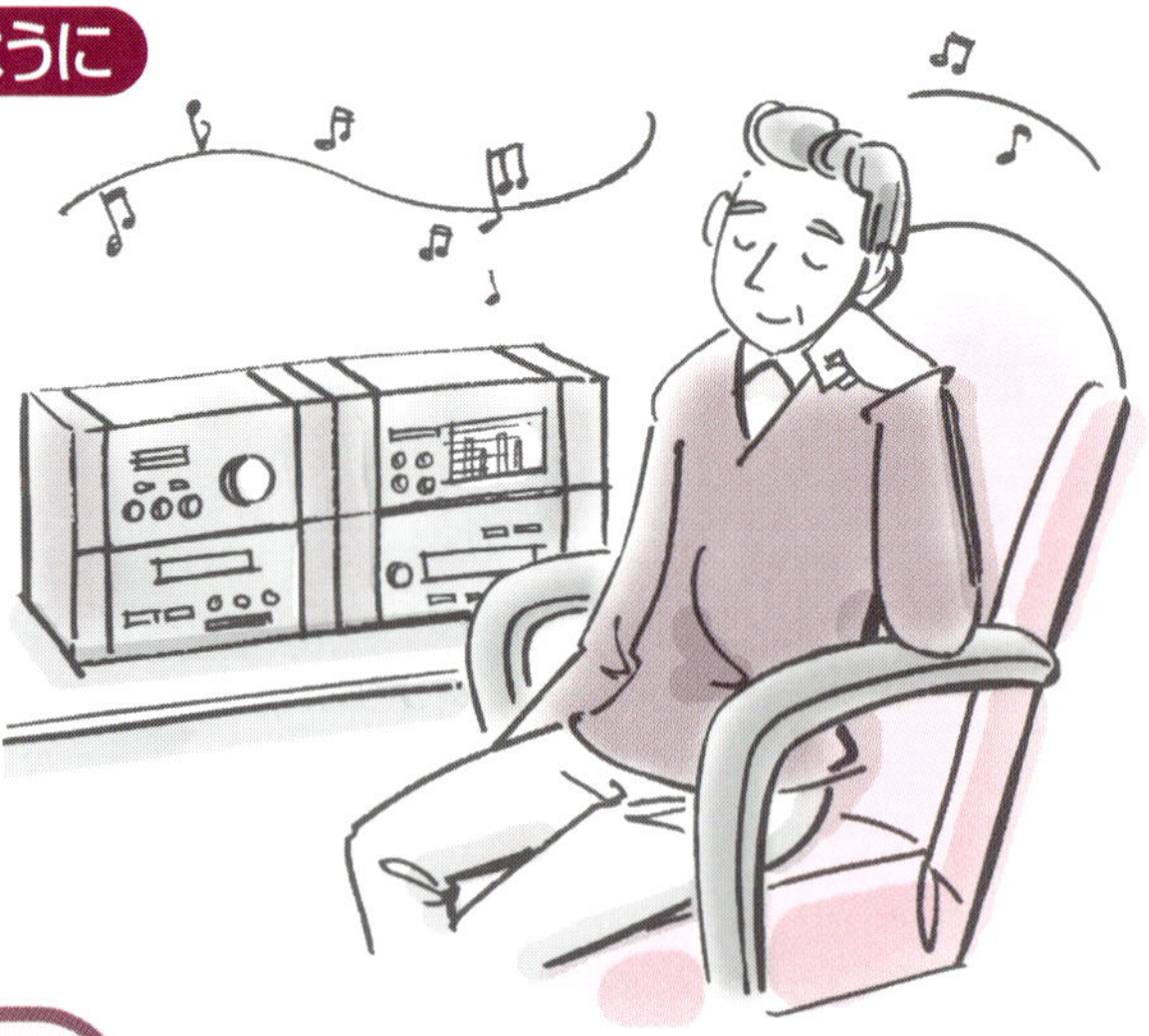

自分の部屋でゆったり音楽を聴くなど、リラックスする時間をつくる

疲れがたまりにくくなる

よく休めば、疲れがたまることを防げる。生活上の支障が減っていく。家族が疲労のサインをいち早くみつけて休ませるのもよい。

でも

刺激の受けやすさは変わらない

疲れをとることはできても、生活していて疲れやすいことは変わらない。たとえば、家族には気にならない生活音やにおいが、本人には苦痛となる場合がある。

疲れやすさは変わらない

リハビリによって身につくのは、疲れやすさに対処する方法です。精神的な疲れやすさそのものを完全に解消するのは簡単ではありません。それが症状だからです。

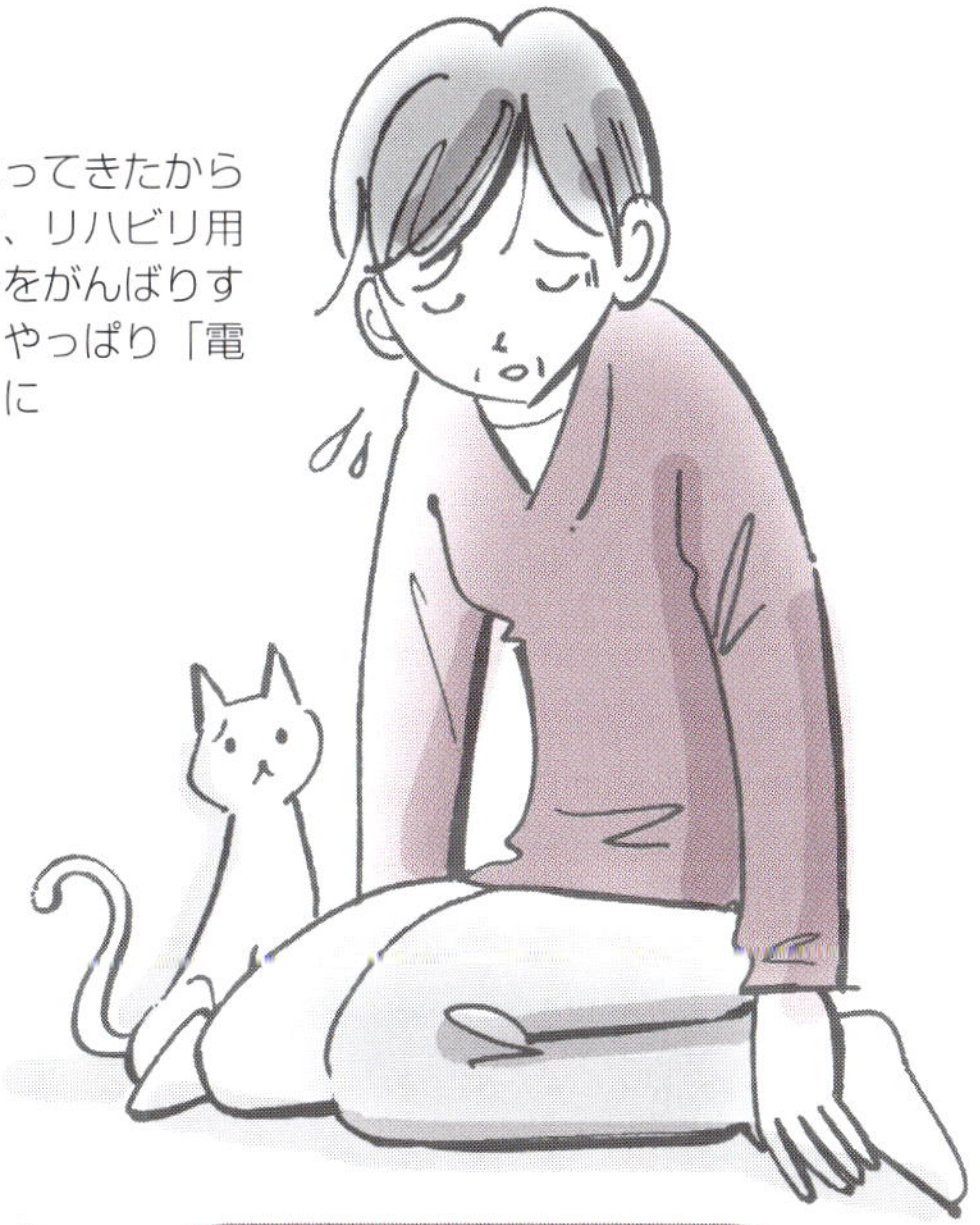

元気になってきたからといって、リハビリ用のドリルをがんばりすぎると、やっぱり「電池切れ」に

【易疲労性《いひろうせい》】

肉体的にではなく、精神的に疲れやすいこと。脳に酸素が供給されにくくなったために生じる症状。「覚醒の低下」「神経疲労」ともいう。すべての高次脳機能に影響を与えて、リハビリの効率を下げる。

よくある特徴をチェック！

- □ 日中に起きていることができない
- □ 動作の一つひとつがゆっくり
- □ まわりからの呼びかけに対する反応が弱い
- □ 長い時間、姿勢よく座っていられない
- □ 目の前に霧がかかったようだとうったえる
- □ 体を動かしていないのに疲労を感じる

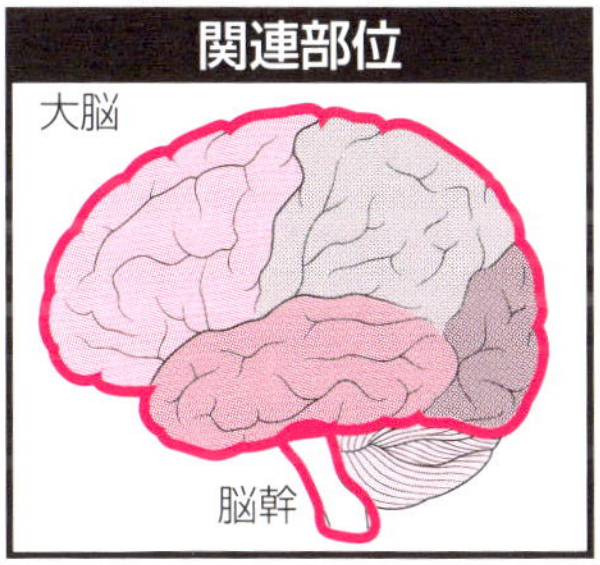

精神的に疲れやすいとわかれば、意識を集中する作業はひかえるなどの対応がとれる

そして

「電池切れ」しやすいことに気づく

リハビリをしても、脳が刺激に強くなるわけではないことがわかってくる。いわば「電池切れ」しやすい状態は続くのだと自覚する。

薬の副作用で疲れている場合も

高次脳機能障害の人の多くは、てんかん発作をおさえるために、一定期間薬をのみます。その期間中は、薬の副作用が出て、ボーッとしたり、すぐに眠くなったりすることがあります。

薬の副作用による疲れは、リハビリだけではなかなか改善しません。薬の服用中に易疲労性がみられたら、念のため主治医に相談しましょう。リハビリよりも薬の量やのみ方の見直しが必要だと言われる場合もあります。

脱抑制がわかる

人のたすけを借りると冷静になれる

おだやかな性格の人が、病気やケガのあと、人が変わったようにキレやすくなる……。このような感情表現の変化も、高次脳機能障害の症状のひとつです。感情のコントロールには人のたすけが必要だとわかってきます。

怒りのコントロールはやっかいなもの

前頭葉にダメージを受けると、感情のコントロールがきかなくなることがあります。なかでも、怒りのコントロールができないことは、とてもやっかいです。

日常生活に人間関係のトラブルはつきものですが、理性的な行動がとれないのはとくに困ります。

他人への暴言や暴力に発展すると、家族はたまったものではありません。でも、怒りには理由があります。周囲の対応しだいで怒りの行動は減っていきます。

POINT　怒りだけではない

突然、笑い出したり、泣き出したりする人もいる。もれ出すのは怒りとはかぎらない。あらゆる感情が出やすい「感情失禁」の状態になっている。

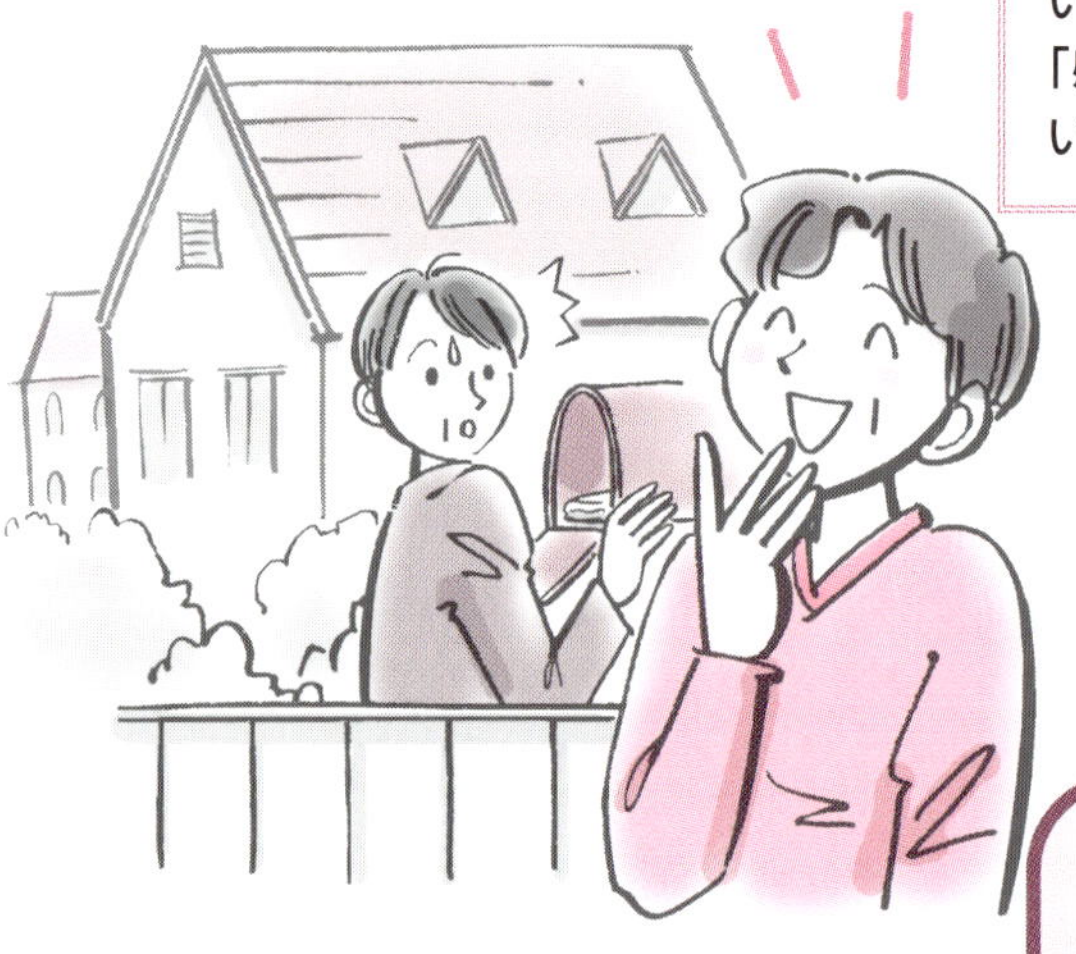

まわりの状況に関係なく、なにかのきっかけで突然笑い出すこともある

トラブルは減る

家族が環境を整え、本人を怒らせる機会を減らすことはできる。また、本人が日頃からイライラ軽減につとめることもできる。

でも

コントロールは難しい

イライラの軽減はできても、感情表現そのものを止めたり、自由にコントロールしたりするのは難しい。

トラブル予防はできる

イライラのリセット法（28ページ参照）を身につけることで、感情表現の変化によるトラブルは基本的に防げます。

衝動性がある

ただキレやすくなったのではなく、あらゆる感情・行動が、衝動的に出ています。それを理解したうえで、トラブル予防をすればよいことがわかってきます。

【脱抑制】

行動や感情をコントロールするのが難しくなることを脱抑制という。症状のひとつ。家族や周囲の人には、性格が変わったようにみえる。本人に悪気はないことが、なかなかわかってもらえない。

よくある特徴をチェック！

- □ じっとしていられない
- □ あとさき考えずに行動する
- □ 感情が顔や態度に出やすい
- □ なにごとにも過剰反応する
- □ 場違いな発言をする
- □ 自分で冷静になることができない

関連部位

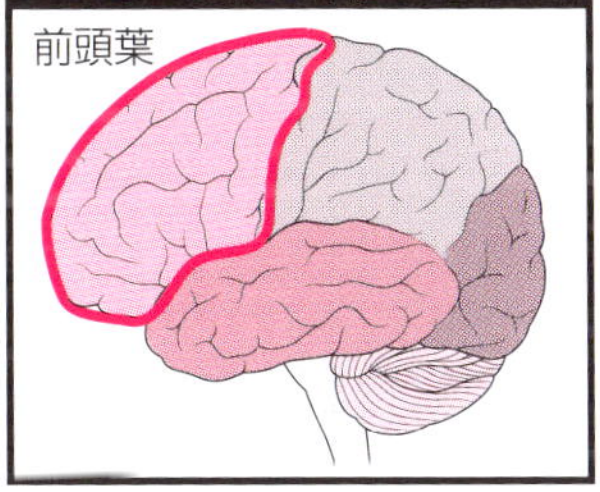

本人が我慢できないぶん、家族が冷静に行動するのが大切だとわかる

POINT 対応の目安

イライラすることは誰にでもある。人に明らかな危害を与えるほどの暴言や暴力は社会生活上、問題となるため、対応が必要。

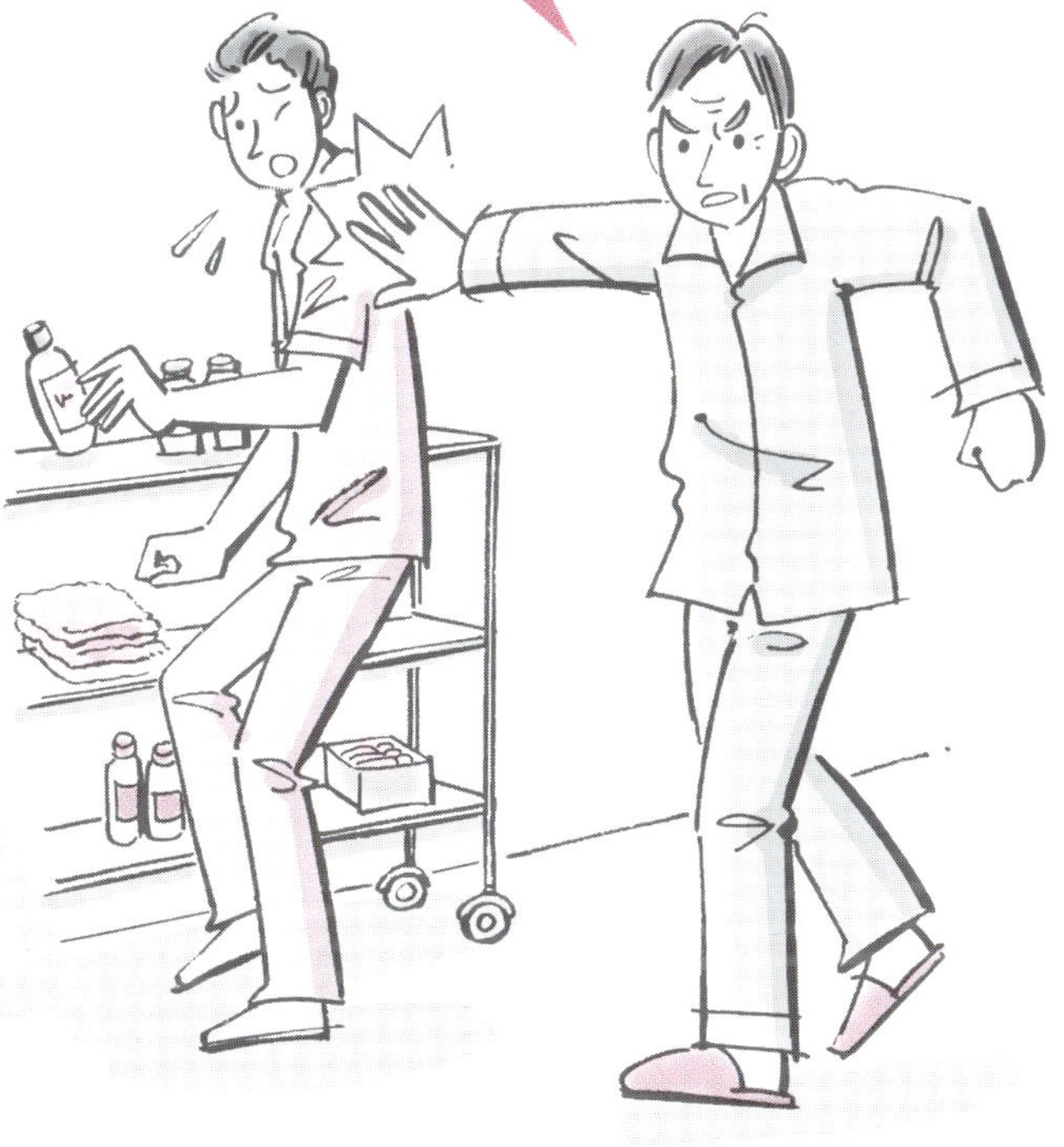

病院のスタッフをつきとばすなど、激しい言動がみられるのは、それだけ我慢が苦手になっているということ

そして

熟慮できないことがわかる

熟慮してから感情表現や行動をするのが難しいのだとわかってくる。熟慮はできなくても、少し待つことならできる。

意欲・発動性の低下がわかる

とりくみやすいことなら意欲が出る

脳を損傷したあとに、元気がなくなり、なにもしたがらなくなる場合があります。意欲を失ったようにみえますが、これは行動や発言のきっかけをつかみにくくなっているだけ。とりくみやすい環境をつくれば、自分で活動できます。

重症のようだがよくなる

元気だった人が急激にやる気を失うため、重症のようにみえますが、そうでもありません。対応しだいで、改善する可能性があります。

活動量は増えていく

家族や周囲の人が働きかけると、活動できる。そのくり返しで、意欲も活動量も増えていく。

でも

自分から増やそうとしない

活動量が増えてきても、自分から活動の幅を広げたり、発言を増やしたりすることは、あまりない。

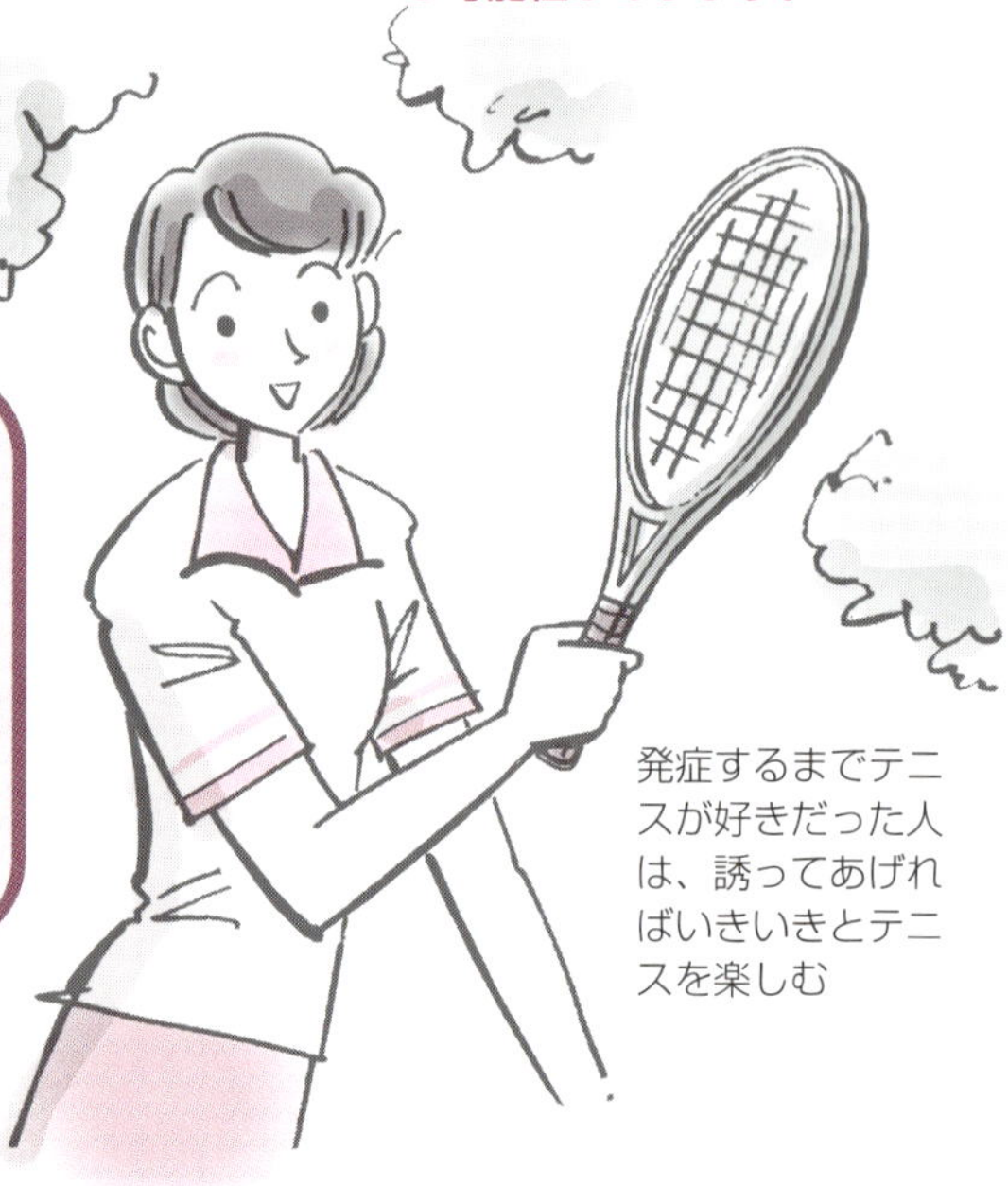

発症するまでテニスが好きだった人は、誘ってあげればいきいきとテニスを楽しむ

脳損傷後のうつとうつ病との関係

高次脳機能障害になった人は、意欲が低下して、うつ状態だと診断される場合があります。これは脳損傷後のうつで、通常のうつ病とは違います。きっかけづくりのリハビリをすれば、状態が改善する可能性があります。

それとは別に、後遺症のストレスによって、通常のうつ病を発病する人もいます。これは、きっかけづくりだけでは対処しきれません。精神科や心療内科を受診して、薬物療法や認知行動療法など、専門治療を受ける必要があります。

きっかけを与えれば行動をはじめられるのが、脳損傷後のうつ状態。誘われても気力が出ないのが、通常のうつ病です。

本人は活動したくないと思っているわけではない

なにもせず、一日中ボーッとしている本人の姿をみると、家族はつい心配になるでしょう。

本人は、なにもしたくないなんて思っていません。したいことはあります。でも、脳損傷の影響で行動に移せなくなっているのです。

気持ちの問題ではなく、脳機能の障害だと理解して、積極的にきっかけをつくってください。

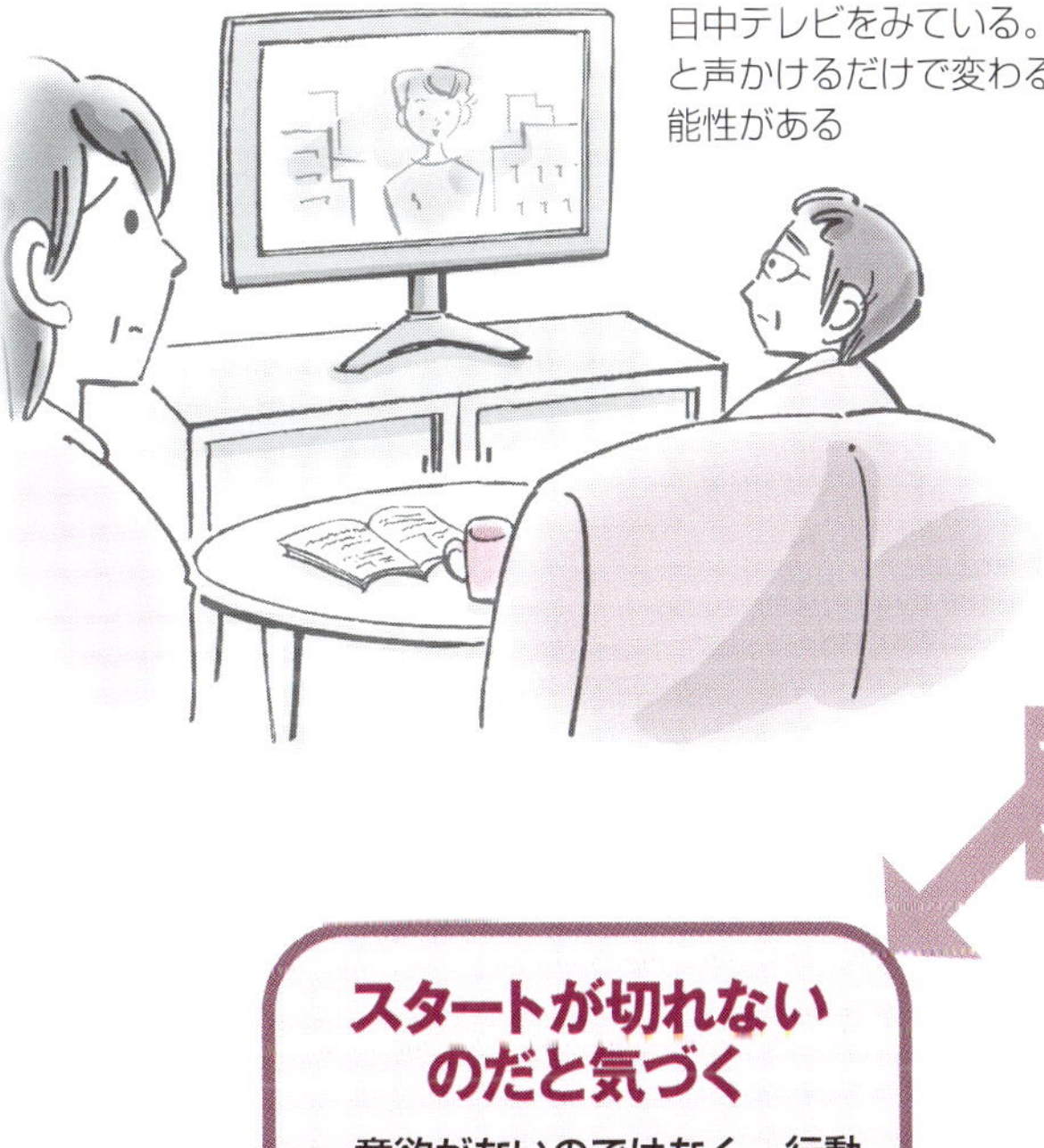

なにかしたいと思いながらも、なにも思いつかず、一日中テレビをみている。ひと声かけるだけで変わる可能性がある

そして

スタートが切れないのだと気づく

意欲がないのではなく、行動や会話のスタートが切れないのだとわかってくる。周囲の人に協力を求めるように。

動き出しの問題

会話や行動をする気力を失ったのではありません。自分から動き出すことができなくなっています。それが高次脳機能障害の症状です。動き出しさえフォローすれば、活動できます。

【意欲・発動性の低下】

話す・動く・考えるなどの行為を、自分からはじめることができない状態。頭のケガで前頭葉を損傷した人、くも膜下出血で脳全体にダメージを受けた人に多くみられる。気のもちようではない。

よくある特徴をチェック！

- □ 表情がかたい
- □ なにごとも自分からはじめられない
- □ 話を広げられない
- □ 他人に興味がない
- □ 朝、自分から起き上がれない
- □ 座ったまま動かない

関連部位

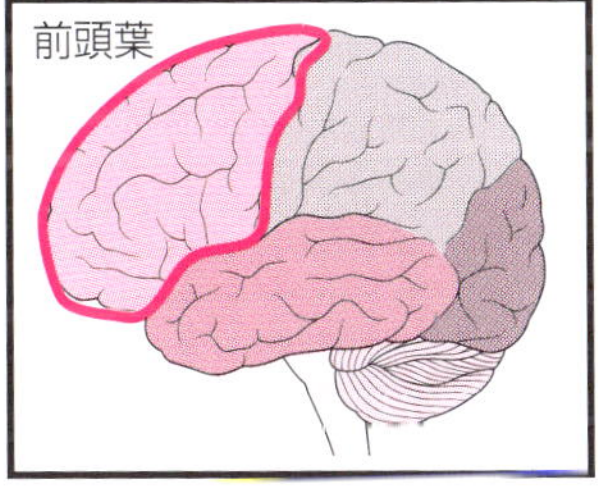

動き出しの問題だと理解できれば、声をかけてもらうのが大事だとわかる

注意障害がわかる

気がちりやすくても確認すればよい

脳損傷後には、注意力の低下がみられます。これはあくまでも低下であり、注意・集中ができなくなっているわけではありません。こまめに確認をとることで、日常生活には問題がなくなります。

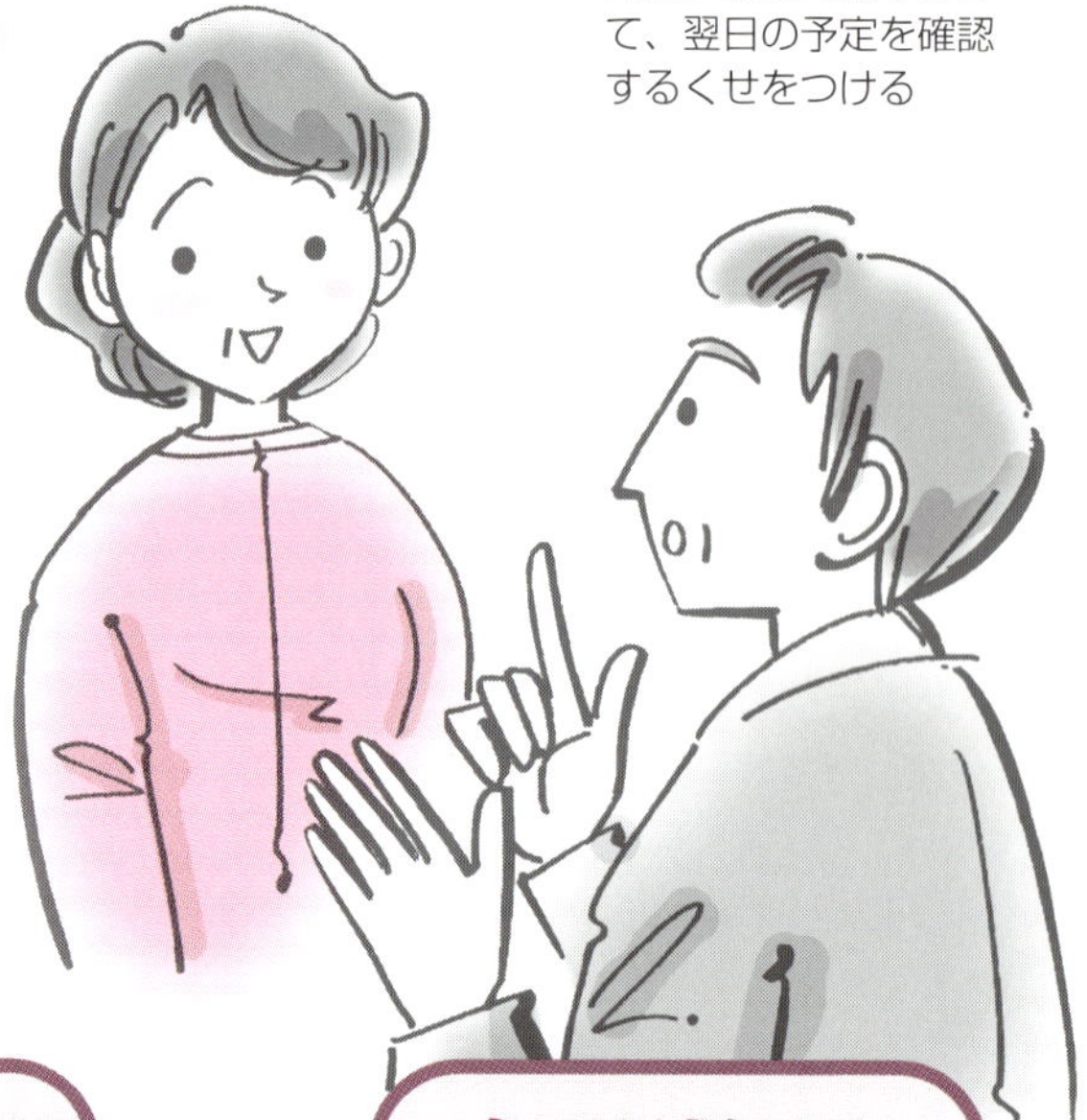

毎晩、家族に話しかけて、翌日の予定を確認するくせをつける

確認を増やしてカバーする

本人は、やるべきことの確認をひんぱんにおこない、家族はそのフォローをします。確認作業によって、注意力不足は十分にカバーできます。

ミスは減らせる

注意力が落ちていても、こまめに確認作業をすれば、ミスは減らせる。結果として、注意力のある人と同様の生活ができる。

でも

気はちりやすい

ミスは減らせるが、意識を集中し続けるのは難しい。なにかみえたり聞こえたりすると、やはり気がちってしまう。

本人だけの問題ではない

注意力の低下は、本人だけの問題だとはいえません。ものごとへの注意・集中が持続しない原因には、物理的な環境と人的な環境も関係しています。

物理的な環境とは、リハビリをする部屋の広さ、道具の多さなど、具体的なもののことです。

いっぽうの人的な環境とは、本人のまわりにいる人のことです。症状に対する家族の理解度によっても、本人の暮らしやすさは変わります。

環境を整えると、注意力が改善していき、症状は意外に重いものではなかったと感じられる場合もあるのです。

注意・集中が難しい

脳の働きが変化しているために、さまざまな情報をうまく処理することが難しくなっています。それが注意力の低下にみえるのです。環境を整え、情報量を調節することで、症状はやわらぎます。

【注意障害】

ある特定のものに集中する機能が低下している状態。また、集中を持続することや、注意して必要な情報を選び出すことも苦手になっている。前頭葉機能の障害だが、覚醒との関わりが深く、脳幹が損傷している場合にも生じる。

よくある特徴をチェック！

- □ ひとつのことに注意を向けていられない
- □ 気がちりやすい
- □ 話についていけない
- □ 話していることがまとまらなくなる
- □ なにかを「ついでに」することができない
- □ なにかを「しながら」することができない

関連部位

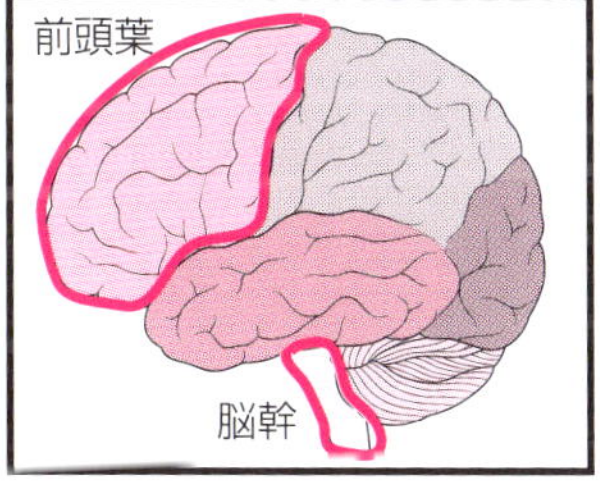

集中力が残っていることがわかれば、それに合った環境づくりをすればよいとわかる

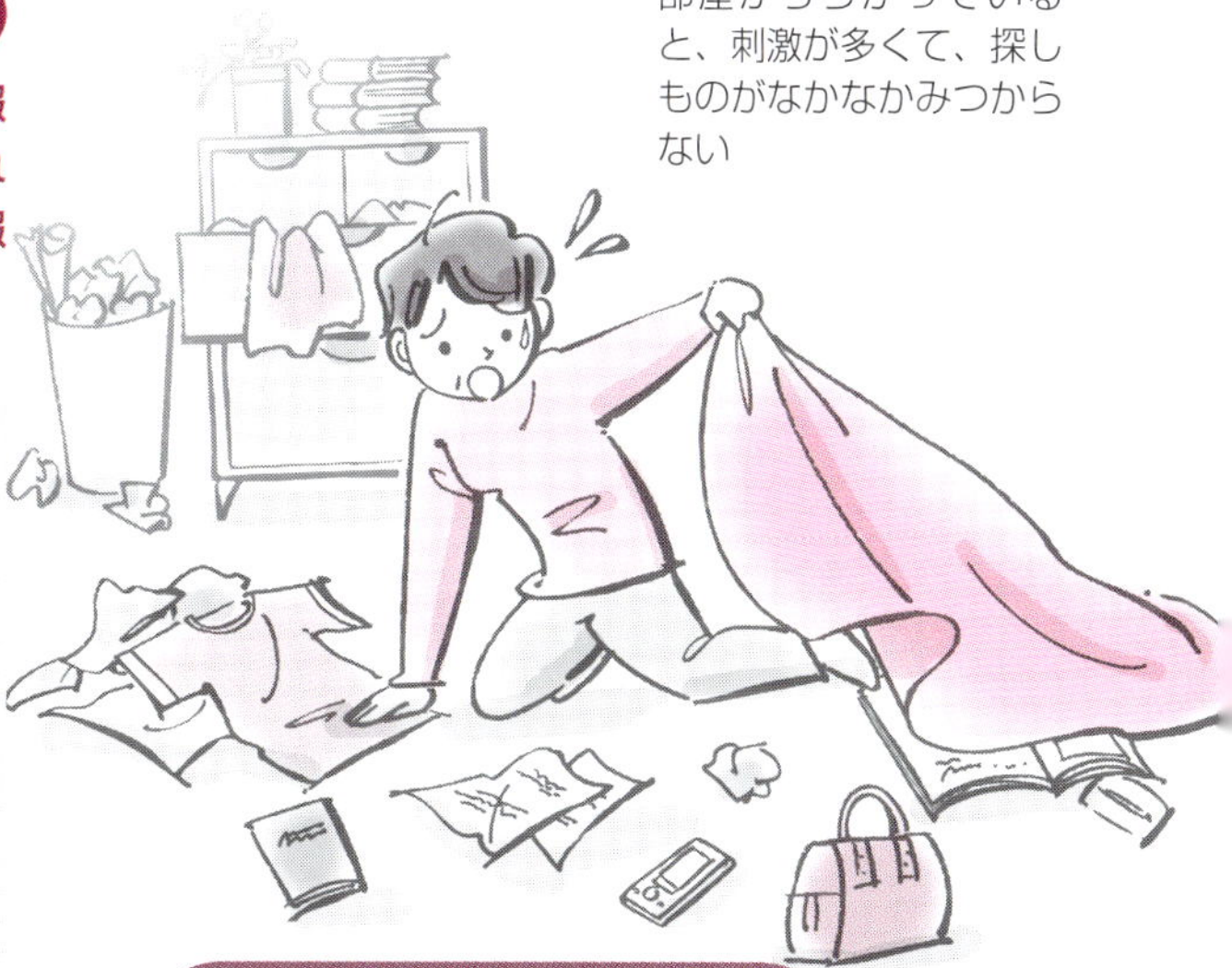

部屋がちらかっていると、刺激が多くて、探しものがなかなかみつからない

そして

情報の取捨選択が苦手だとわかる

ミスしやすくなるのは、情報量が本人の能力の許容量をこえたときだけだとわかってくる。情報の取捨選択が苦手なのが症状だとわかる。

注意には質・量・選択・持続がある

注意には、いくつかの種類があります。精神機能をコントロールするという注意の「質」。多くの情報を処理する「量」。まわりの刺激のなかから必要な情報を選びとる「選択」。注意を向け続ける「持続」。それぞれ重要です。

注意力は、あらゆる精神機能に関わる基本的な働きであるため、注意障害は高次脳機能障害の症状全体に関わります。

失語／失認／失行／半側空間無視がわかる

理解力が変わったことに気づく

一見、問題なく人の話を聞いて受け答えをしているようでも、じつは意味不明の答えで、言われたことを理解できていないことがあります。どこに問題があって理解できないのか、なにができないのか知る必要があります。

急性期に回復するものもある

失語症は多くの場合、脳損傷後、早い時期によくなりはじめます。

脳卒中の場合、発症後およそ二週間までに急速な回復がみられます。脳卒中による失語症のうち四割は、発症から一年以内に改善しはじめます。

脳の外傷による失語症は、人によりますが、脳卒中より早く回復する傾向があります。

どちらも、早期にめざましく回復したあと、ある程度の症状が残り、その後、数ヵ月から数年かけてゆっくり回復していきます。

意思疎通はできる

言葉だけでなく、ジェスチャーや絵など、五感をフルに使って、わかりやすく伝えることを心がける。それがリハビリになる。

でも

話す・読むなど一部がままならない

リハビリを続けていくと、理解はできても表現ができない、言葉の意味がわからない、文字情報だけがわからないなど、その人の特徴がみえてくる。

コミュニケーションはとれる

理解力に関わる症状にはさまざまなものがありますが、いずれにせよ、リハビリをおこない、コミュニケーションの仕方を工夫すれば、意思疎通はできます。

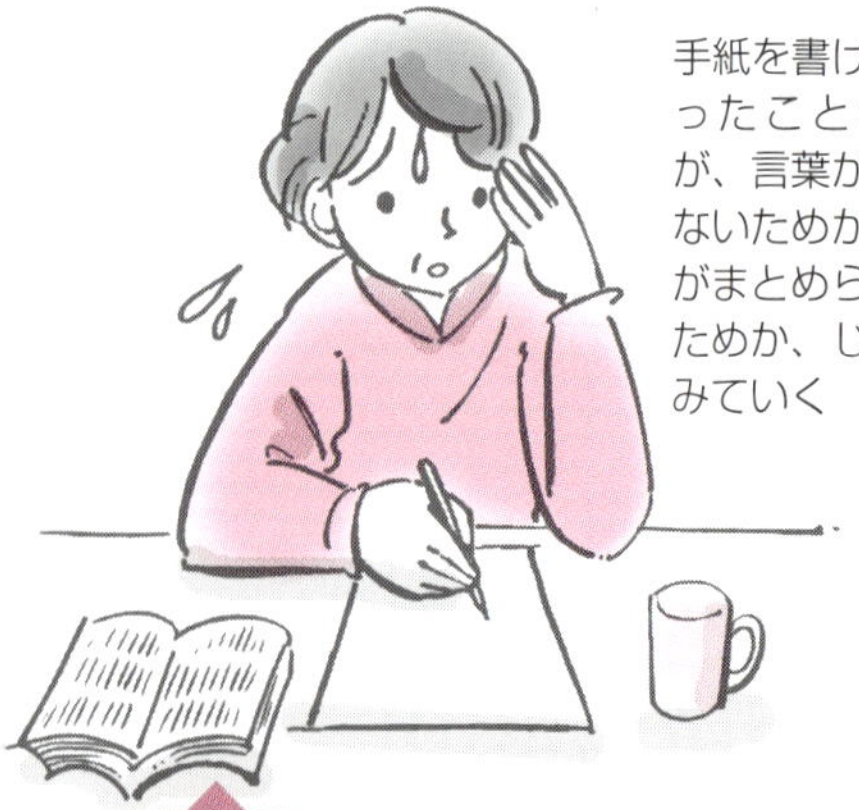

手紙を書けなくなったことの原因が、言葉が出てこないためか、文章がまとめられないためか、じっくりみていく

POINT 5つの背景がある

失語症には、①言葉の意味がわからない、②自信がない、③集中力がない、④言われたことを忘れる、⑤話をまとめられない、の5つの背景がある。ひと口に「わからない」と言わず、背景をくわしくみていくとよい。

理解しづらくなったこともある

失語症では言葉に関する理解の難しさが生じます。そのほかに、道具の使い方がわからなくなる症状もあります。理解力の変化にはさまざまな背景があるため、失語だと決めつけず、医師に詳細を診断してもらう必要があります。

そして

失われた機能を知る

会話がしづらくなっても、言語機能すべてを失ったわけではない。なにが失われたのかを理解すれば、補う方法もみつかる。

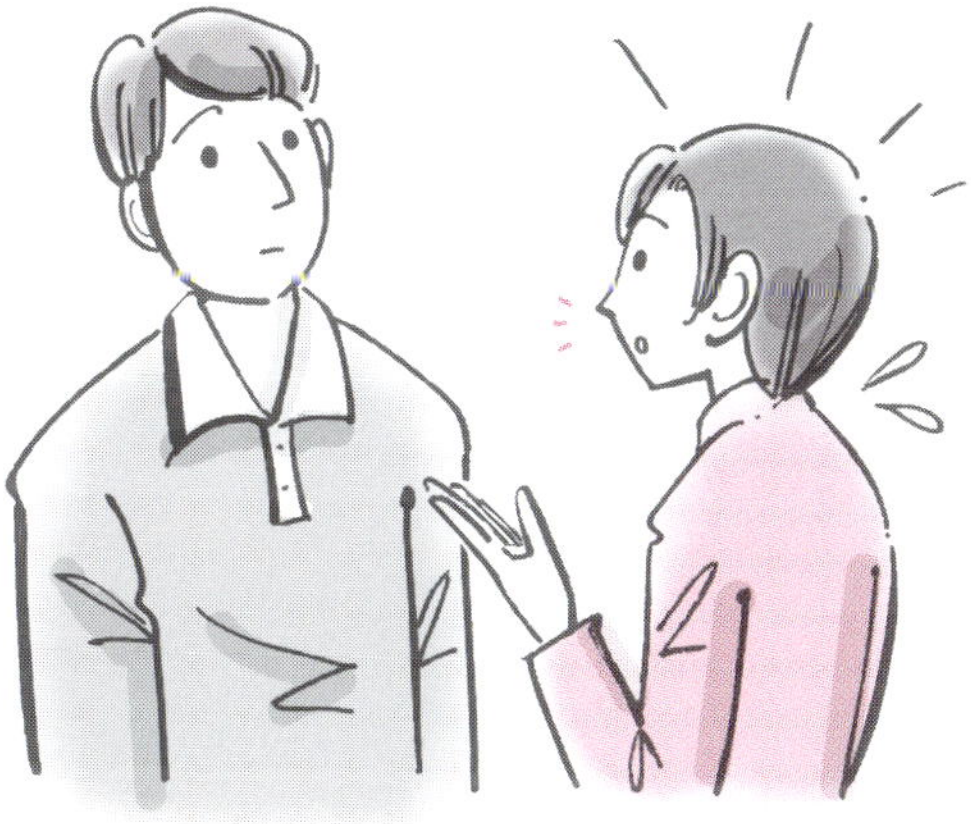

「うんうん」とわかったような返事をしても、本人は理解していない

【失語】

言葉をあつかうことが困難な状態。文字の読み書きや、言葉を聞いたり話したりすること、言葉の意味を理解することなどが難しい。言語機能に関わるウェルニッケ野（側頭葉の後ろ側）、ブローカ野（前頭葉の後ろ側）を損傷することで発症する。

よくある特徴をチェック！

- □ 人がなにを言っているのか理解できない
- □ 質問に正しく答えられない
- □ 本人はしっかり話しているつもりだが、話が相手に伝わらない
- □ 本が読めない
- □ 文章が書けない

関連部位

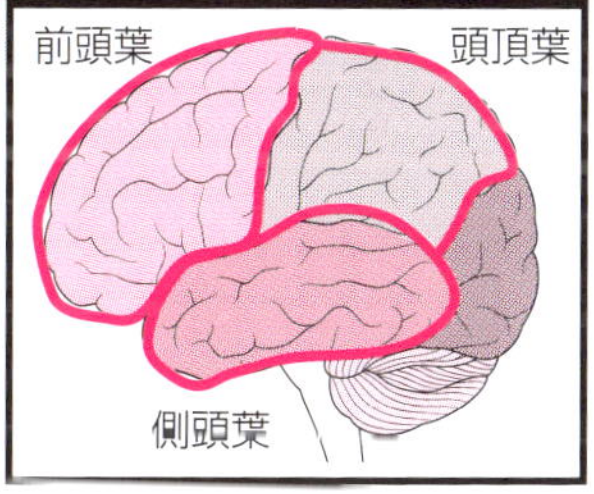

【失認】

認識ができなくなる。みたり聞いたりする感覚は働いているが、そうしてみたものや聞いた音がなにか、理解できない。

【失行】

道具を使ったり、目的地に行ったりするなどの、動作ができなくなること。言われていることはわかるが、行動に移せない。急性期に生じることが多く、その後は改善しやすい。

【半側《はんそく》空間無視】

みえているのに、視野の右か左の半分の空間を認識できない症状。食事のとき、左半分のおかずに手をつけないなどの特徴が現れる。回復期までに自然回復する場合がある。

言語機能を中心とする理解力のどの部分が苦手になっているか、わかれば対処のしようがある

記憶障害がわかる

忘れっぽいのは最近のことだけ

高次脳機能障害によくみられる記憶障害。病気やケガの直後の記憶がなかったり、その後、ものごとを覚えにくくなったりします。しかし、発症前のできごとの記憶や、覚えた知識は失われずに残っています。

覚えていることもたくさんある

発症後、覚えることが苦手になりますが、記憶力が失われたわけではありません。リハビリを通じて、体を動かすと記憶力が働きやすいことがわかってきます。

記憶力はある

言われた内容を覚えることは困難でも、体を使って体験したことは覚えられる。リハビリを続けるうちに、記憶力があることを実感できる。

でも

記憶力が変わった

メモをとったりして、工夫をすれば覚えられるが、言われたことをただ記憶しようとすると難しいということが、じょじょにわかってくる。

得意料理をつくるときの手順やさじ加減など、発症前に身につけたことは覚えている

以前のことは覚えている

発症後にはじめて覚えようとすることは、記憶しにくい	病気やケガを発症した前後の、数時間から数年の記憶がない場合がある	発症前に体験したことや獲得した知識はよく覚えている

←――――――――――――――――――――

発症

暗記記憶が働きにくい

記憶には、「暗記記憶」と「経験記憶」があり、頭だけで暗記する「暗記記憶」は働きにくい傾向があります。

【記憶障害】

新しい記憶を獲得し、保持して、必要なときに引き出すことができない状態。「暗記記憶」に問題が起こりがち。側頭葉または前頭葉の損傷で起こるといわれている。脳損傷にともなう後遺症として、非常によくみられる。

よくある特徴をチェック！

- □ さっき言われたことを忘れる
- □ 情報がたくわえられるまで覚えていられない
- □ 人やものの名前、作業手順が覚えられない
- □ 数日前、数時間前のできごとを思い出せない
- □ 先の予定を覚えられない
- □ 同じ間違いをくり返してしまう

関連部位

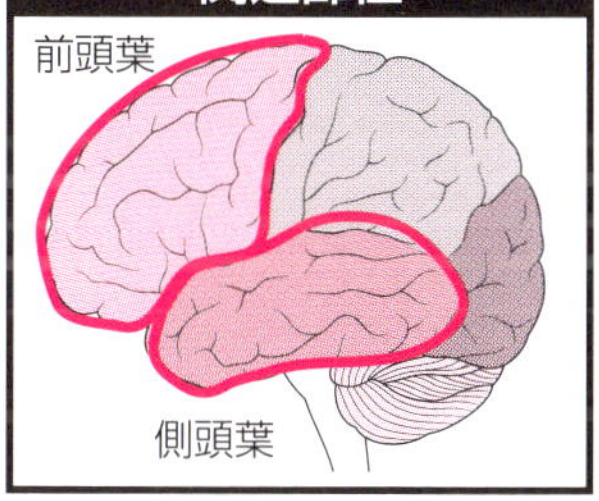

記憶障害を自覚して、メモをするなどして成功体験をつむと、記憶力も自信もつく

記憶の悩みは健常者にも

別の部屋にものをとりに行ったものの、なにをとりに来たのか忘れてしまう。そういったもの忘れは、誰でも経験していることです。もの忘れがときおりあっても、問題に気づいていれば大丈夫です。

高次脳機能障害の記憶障害も、考え方は同じです。本人が自分の記憶力を正しく認識できれば、リハビリの八割は終わったといってもよいでしょう。

重要なのは、記憶力がどれだけ残っているかということではなく、現状を認識して、対策を講じているかどうかです。

そして

暗記の難しさに気づく

道具を使えば覚えられる、そして昔のことは覚えているのだと気づくいっぽうで、人の名前や日々の予定などを暗記するのは難しいことにも気づく。

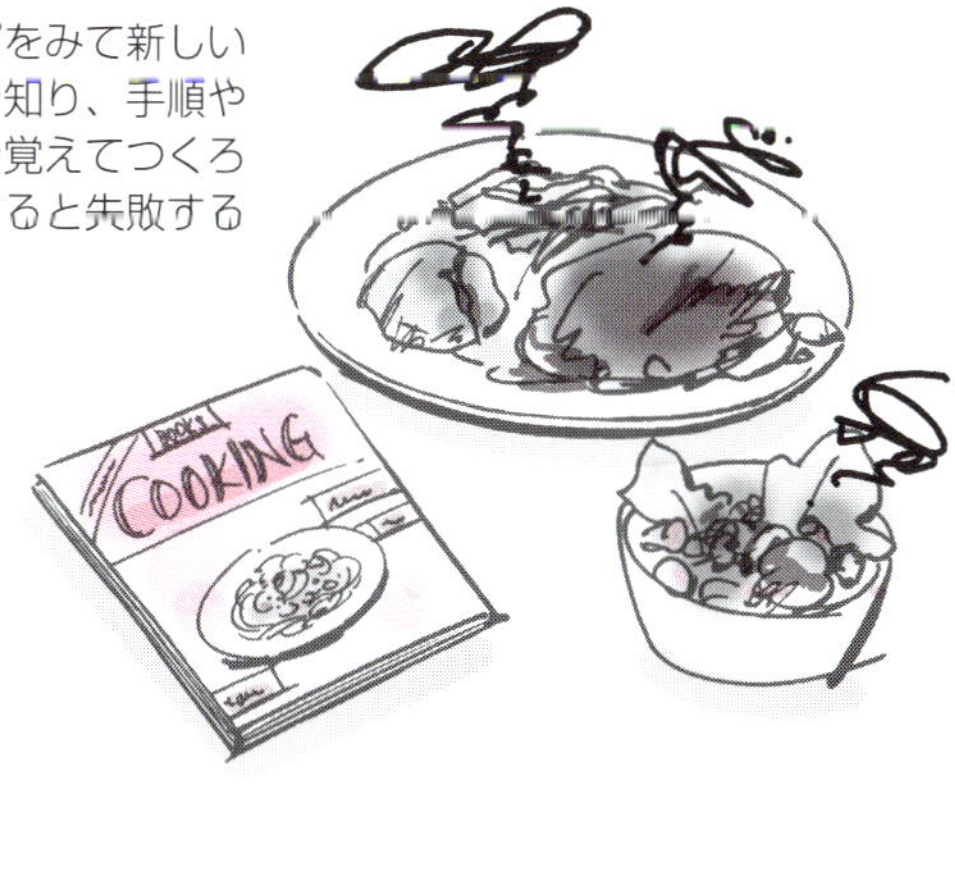

レシピをみて新しい料理を知り、手順や分量を覚えてつくろうとすると失敗する

遂行機能障害／判断力の低下がわかる

複雑な行動・判断の難しさがわかる

毎日同じような生活を、習慣にしたがって送っていると、日常生活に支障は感じません。しかし、自分で計画を立てて実行する必要が生じると、とたんにパニックを起こします。そこではじめて複雑な行動が難しいとわかります。

もっともレベルの高い機能

私たちは、日々の生活のなかで、ものごとを論理的に考え、計画し、問題を解決し、推察し、行動するという手順をふんでいます。このときに働く脳機能を遂行機能といいます。もっとも高いレベルの機能です。私たちは日頃、あまり意識せずに遂行機能を使っています。

たとえば旅行は、まずどこに行くかを決め、旅行先でのさまざまなできごとを予想し、持ち物を調節します。当日には、天候の変化に合わせて計画を変更します。

このような計画・実行は、健常者にとっても難しいもの。高いレベルの脳機能を障害されている人にとっては、より難しくなります。

時間をかければできる

仕事や家事などの作業を、手際よくこなすことはできませんが、時間をかけて一つひとつこなすことはできます。

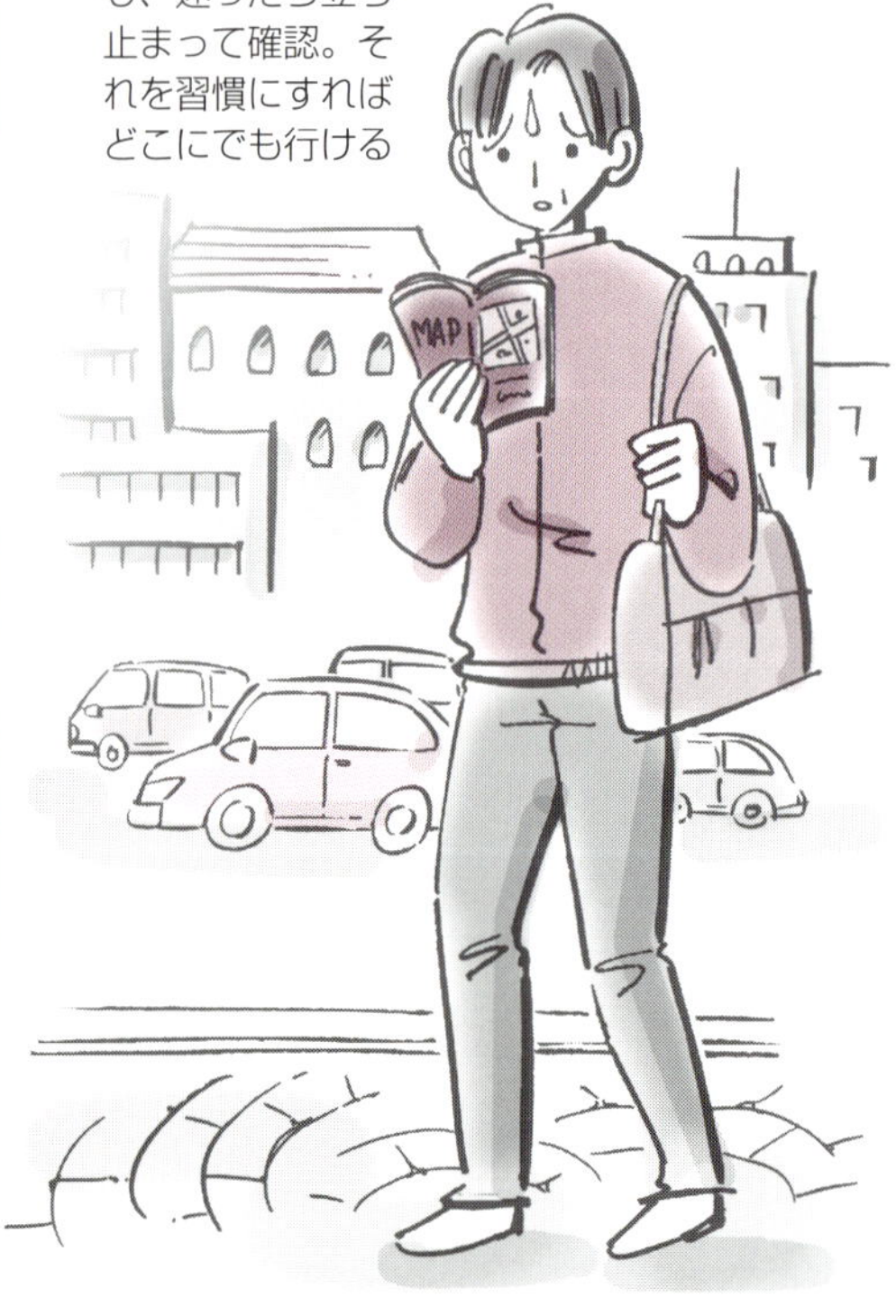

地図を持って外出し、迷ったら立ち止まって確認。それを習慣にすればどこにでも行ける

無理しなければ大丈夫

実行力のリハビリ（40ページ参照）をして、なにごとも無理をせず、確認しながら少しずつ進めることを習慣に。無理せず自分のペースで生活する。

でも

準備なしでは大変

準備や確認をしっかりすれば、生活に支障が出ないことがわかってくる。準備不足のことや、予定外のできごとには対応しきれないことも自覚する。

急ぐとお手上げに

決められた時間内に、段取りよく行動することが難しい。時間に余裕がなくなると、パニックになり、お手上げ状態に。

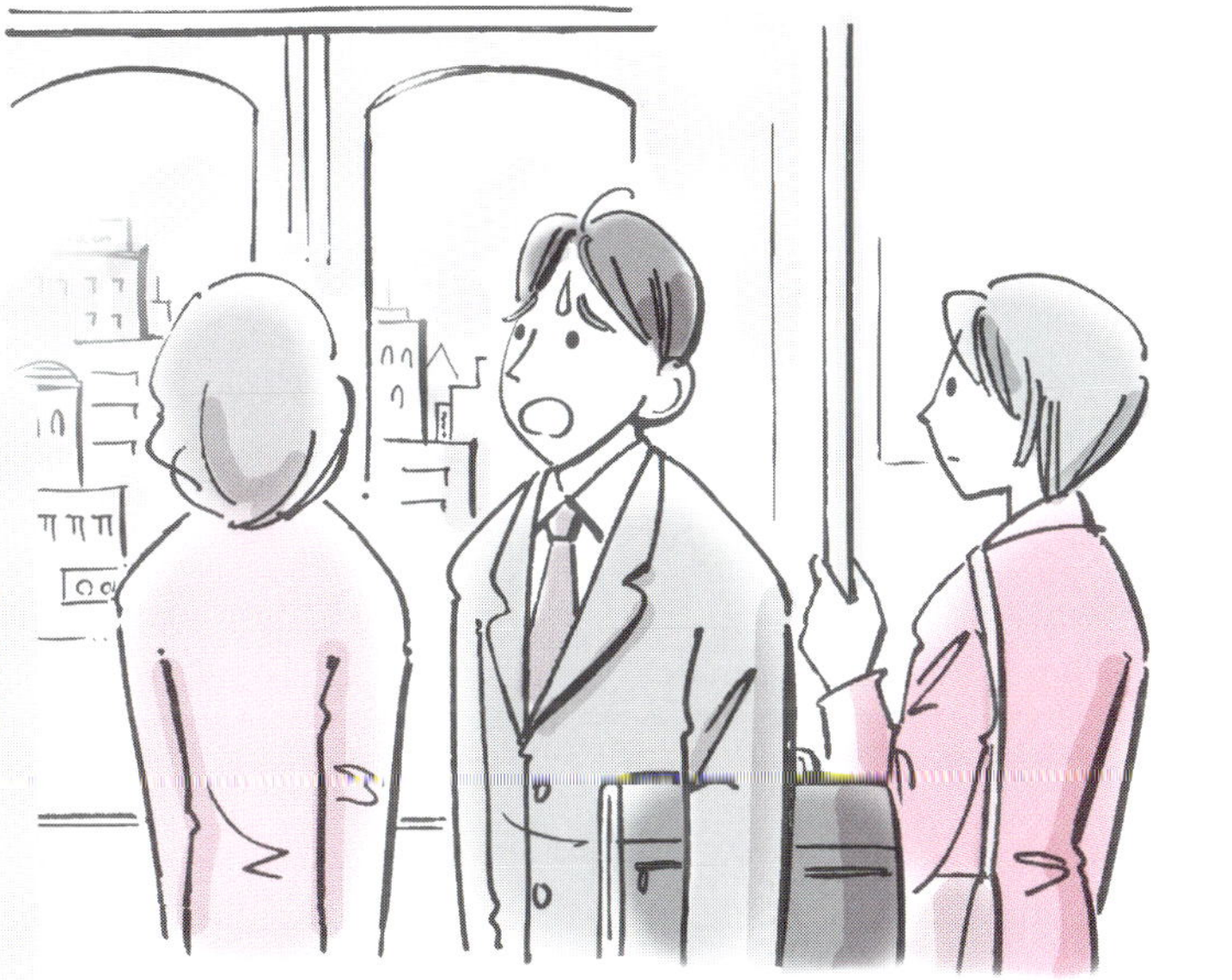

電車に乗っていて、目的の駅を乗り越すと、どうすればよいかわからなくなり、呆然とする

【遂行機能障害】

計画・問題解決・推察・行動を段取りよくおこなうことが難しい。自分の計画や行動の評価・分析もできず、悩む。結果として、状況に応じて行動することが苦手になる。前頭葉を損傷することで起こる。

よくある特徴をチェック！

- □ 目標を設定できない
- □ 問題にとりくむとき、解決法がひとつしか思いつかない
- □ よりよい方法を選択できない
- □ 要点をしぼりこめない
- □ なにを最初にするか、優先順位がつけられない
- □ 思いつくまま、考えずに行動してしまう

関連部位

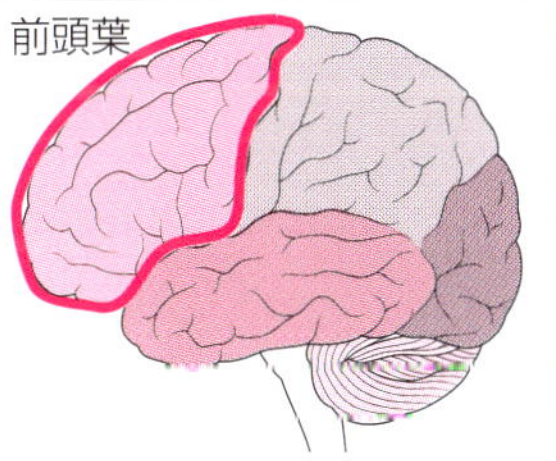

【判断力の低下】

すべきことがいくつかあると、そのなかで優先順位を決めたり、的確な選択をすることが難しい。人に決めてもらえばできる。前頭葉の損傷によって起きる。

そして

段取りの苦手さを自覚

一つひとつの行動はできても、行動を段取りよく組み合わせたり、臨機応変に調整したりすることは難しいのだと理解する。

遂行機能を必要とすることはもともと難しいのだと考え、無理をせず、自分に合った対策をとる

病識の欠如／見当識の障害がわかる

症状を受け止められるようになっていく

以前と変わりなく生活していると本人は思っていても、症状があり、家族はハラハラしている場合があります。それでも、日常生活で少しずつ自己理解ができていき、自分の症状を受け止められるようになります。

本人と家族とのギャップが埋まっていく

本人に自分の症状の認識がないと、家族の負担が大きくなります。また、リハビリを拒否してしまい、症状の改善も望めません。

本人も、自覚がないうちから症状を指摘されると、自分が否定されているような気になって、家族の態度にストレスを感じます。

双方の意識のギャップを埋める必要があります。本人と家族がお互いに感じていることを書き出したり、信頼できる第三者に助言をしてもらったりしましょう。

また、根気強く本人のよいところをほめていくことで、本人に自信が生まれ、できないことへの気づきにつながります。

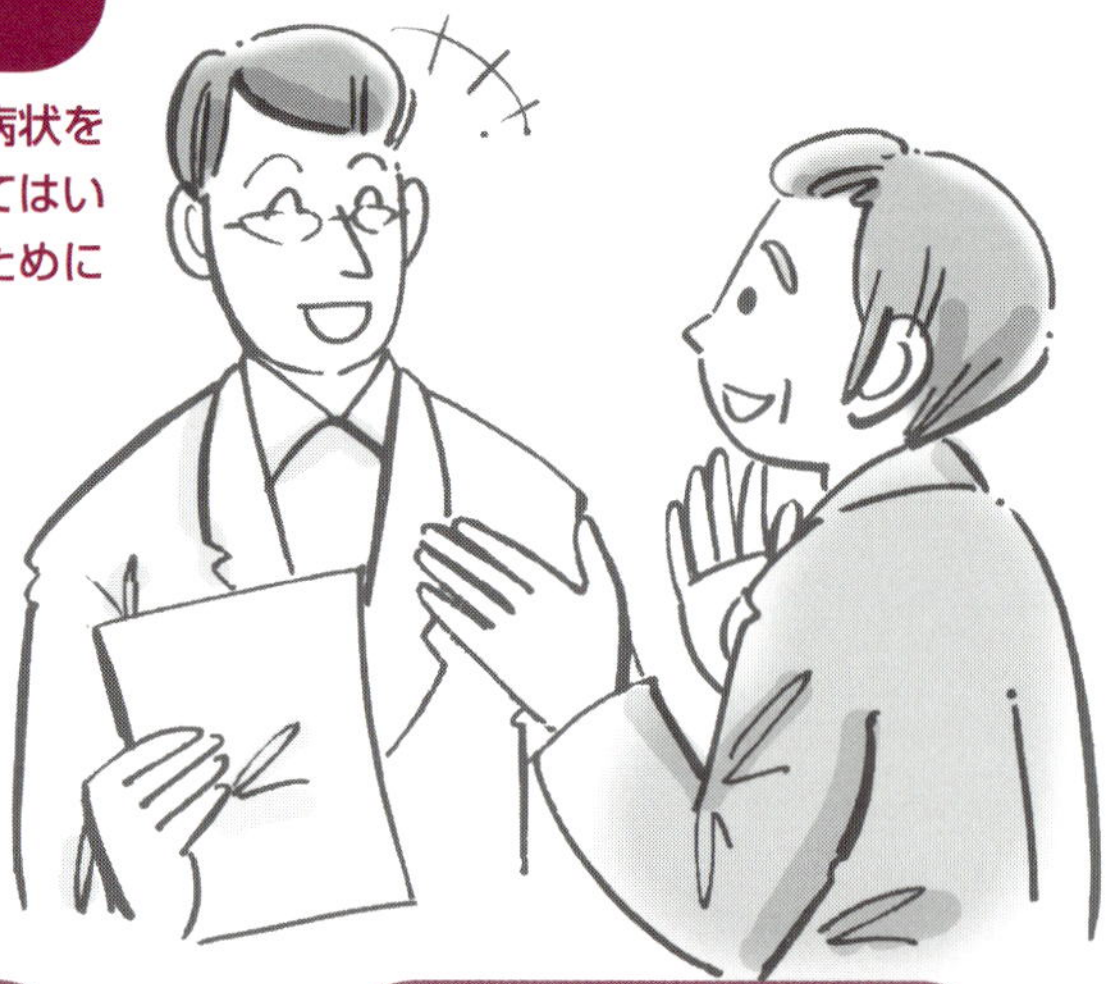

余裕が出て、「今日の遅刻は遂行機能障害のせいですよ」などとユーモアをまじえて説明できるようになる人も

自分で説明できるように

各種機能のリハビリを続けるうちに、できることとできないことを実感する。自分で自分の能力を説明できるようになっていく。

でも

すべては受け止められない

実感や理解は積み重なっていくが、症状をすべて把握するのは難しい。家族だけが把握している部分も出てくる。

時間がたつにつれ理解していく

家族がみかねて、本人の病状を説明してわからせようとしてはいけません。現実を認識するためには時間が必要です。

生活のつながりにくさは残る

リハビリを続ければ必ず自己理解が進んでいきますが、ゆっくりとした理解です。

【病識の欠如】

自分が障害をおって、症状が出ていることを認識できない。脳損傷によって理解力や記憶力などに変化が生じているため、自分のいまの状態を理解することや、それを以前と比べたりすることが難しくなっている。前頭葉や頭頂葉の機能の障害。

よくある特徴をチェック！

- □ 脳損傷前と変わっていないと感じている
- □ 自分の症状を否定する
- □ 治療やリハビリを拒否する
- □ 仕事や車の運転を以前と同じようにしようとする
- □ 本人と家族との間に認識のギャップがあり、お互いに信頼感がない
- □ 問題の原因は他人にあると思っている

関連部位

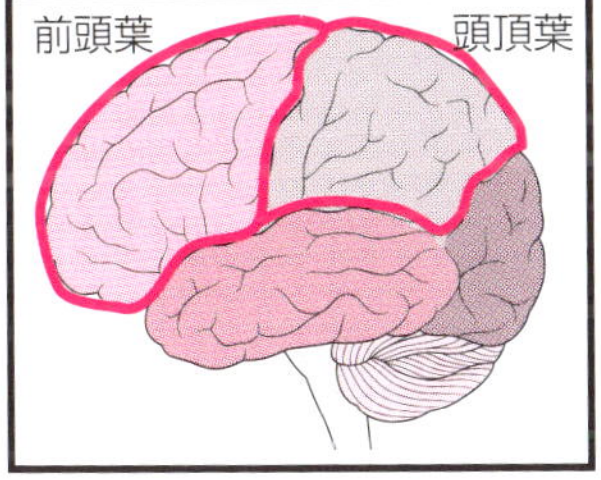

前頭葉
頭頂葉

↓

客観的な理解力が低下していることを意識して、なにごとも実感しやすい環境をつくる

日付を意識しにくくなっているため、食べ物の消費期限をみて、計画的に食べることができない

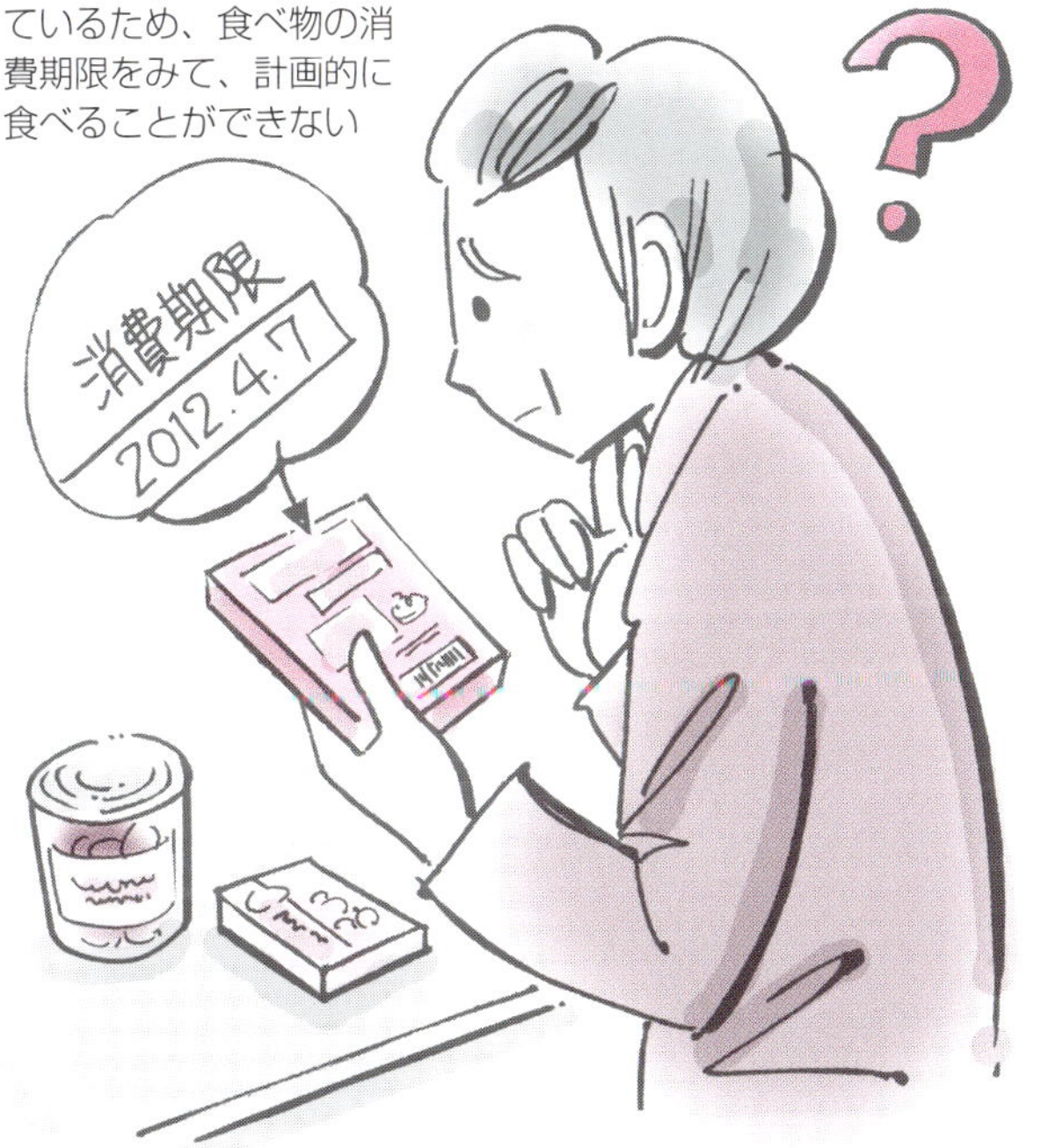

消費期限
2012.4.7

そして

認識しづらいのは症状

自分の症状を認識しづらいのは、気持ちの問題ではない。高次脳機能障害の症状のひとつだと理解し、本人に無理をさせない

【見当識の障害】

見当識とは、時間や場所などの見当をつける意識のこと。見当識の障害があると、自分のおかれている状況を客観的に理解することが難しくなる。生活がつながりにくくなり、症状への自己理解が進まない。前頭葉や頭頂葉の機能の障害。

COLUMN

もっとも多くみられるのは記憶障害

前頭葉機能の変化が多い

高次脳機能障害にはさまざまな症状がありますが、日常生活を送るなかで、もっともよくみられるのは、記憶障害です。

東京都福祉保健局の調査によると、退院時に患者さんの半数近くが、記憶障害のある状態で自宅に戻っています。

退院後の生活では記憶障害のほかに、行動と感情の障害（意欲の障害や抑うつなど）、注意障害など、前頭葉機能の変化にともなう症状へのリハビリが必要です。

入院時と退院時の統計を比べてみると、退院までの間に症状がだいぶ改善することがわかります。退院後にも、リハビリにとりくむことで、回復が進みます。

多かった症状

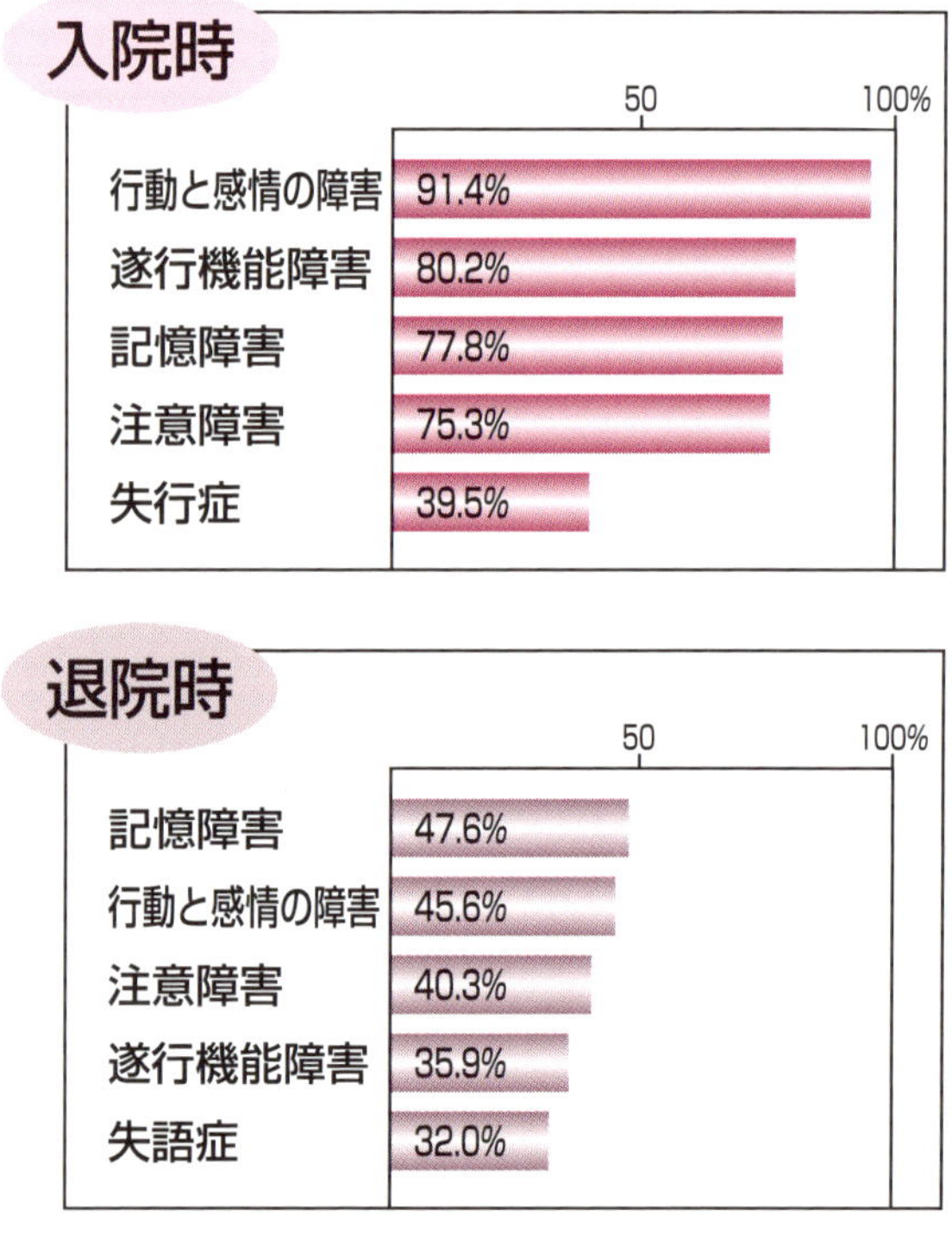
入院時
50
100%
行動と感情の障害 91.4%
遂行機能障害 80.2%
記憶障害 77.8%
注意障害 75.3%
失行症 39.5%
退院時
50
100%
記憶障害 47.6%
行動と感情の障害 45.6%
注意障害 40.3%
遂行機能障害 35.9%
失語症 32.0%

東京都高次脳機能障害者実態調査検討委員会
「高次脳機能障害者実態調査報告書　概要版」（東京都福祉保健局障害者施策推進部）より

4

高次脳機能障害は脳の後遺症

脳卒中や脳外傷などのあとに、認知機能の後遺症が残ることを、
高次脳機能障害といいます。
脳の障害ですが、心の機能とも関わりが深いため、
脳外科や神経内科などの脳・神経をみる診療科のほかに、
精神科やリハビリ科でもみています。

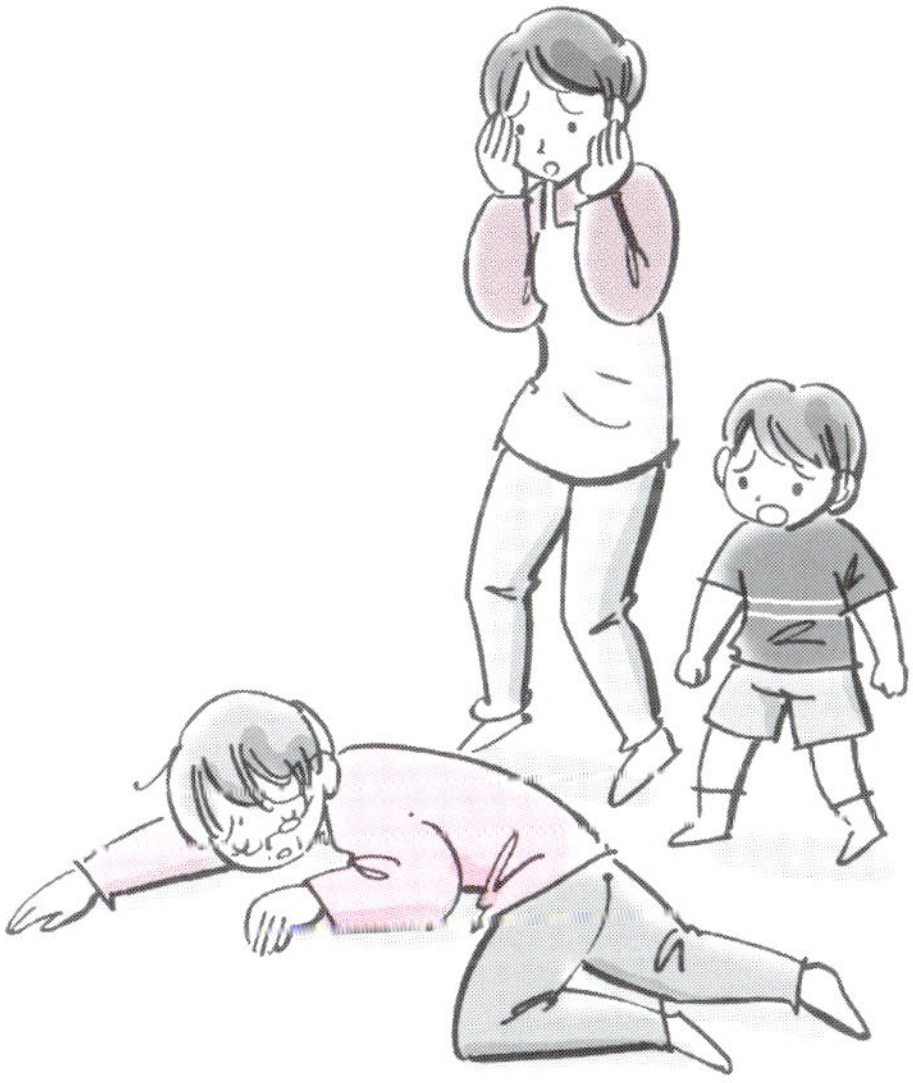

高次脳機能障害とは

脳損傷後に現れる後遺症

高次脳機能障害にはさまざまな定義がありますが、大きくまとめると、脳損傷を境に現れる各種の後遺症のうち、運動や感覚では説明できない認知機能の障害のことです。

過去にはなかった症状が現れる

病気やケガを境に、過去にはなかった様子がみられるようになります。怒りっぽくなった、なにごとにも大ざっぱになったなど、人によって症状は異なります。

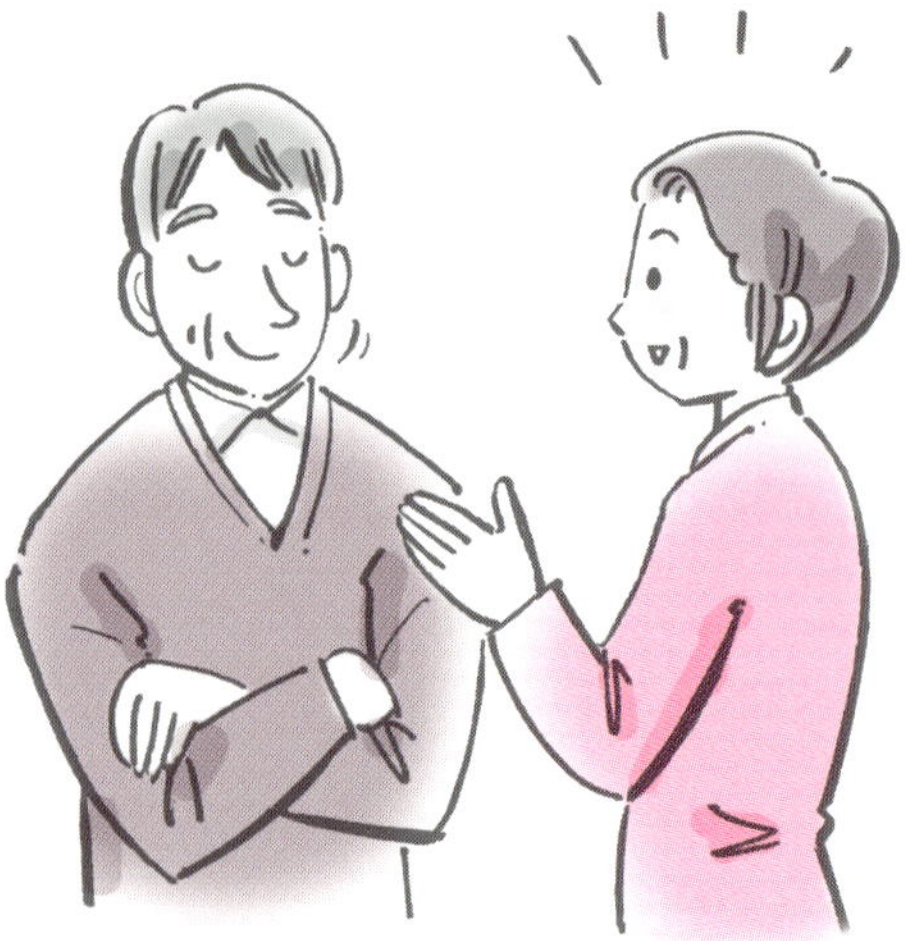

以前は、おだやかな性格で聞き上手な人だった

もともとのキャラクター

発症後にふり返ってみると、病気やケガをする前の性格は違ったように感じる。ただし、人柄は変化するもの。どこまでをもともとのキャラクターと考えるか、明確な基準はない

病気やケガ

脳に関わる病気やケガを経験する。それを機に、症状が現れる

人が変わったように

発症後、性格や生活習慣が一変して、人が変わったようにみえる場合がある。それは多くの場合、症状によるものだが、どこからが症状か、やはり明確な基準はない

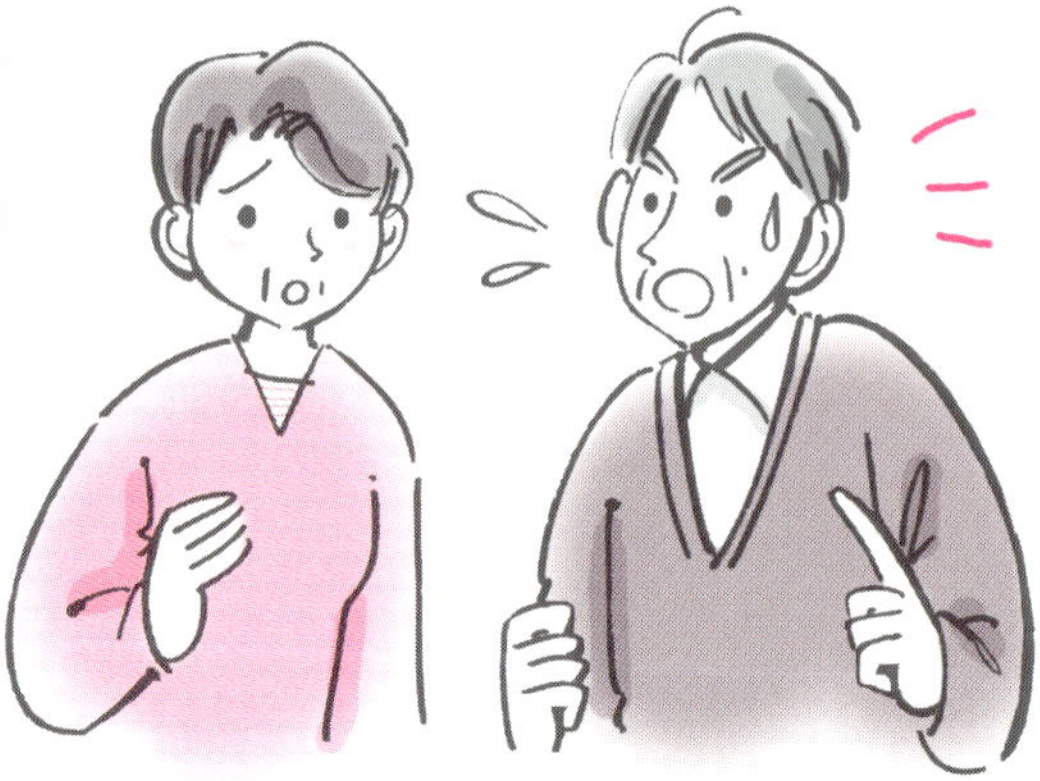

脳の病気をして以来、せっかちになり、人の話を聞かなくなった

命がたすかり回復したようにみえる

長い間意識が回復せず、生死の境をさまよっていた人の意識が戻ったとき、家族は命がたすかったことを喜びます。

その後の治療が順調に進み、みてすぐにわかる身体障害や、視覚・聴覚やそのほかの感覚障害がないことが確認されると、すっかり回復したと思ってしまいます。

後遺症が残りみな困惑する

ところが、日常生活に戻ってから、外見は以前とまったく変わらないのに、ふるまいが別人のようになる場合があります。本人は自分の変化に自覚がなく、家族はひどく困惑します。

長期間、意識が戻らなかったなどの結果として、脳にダメージが出て、認知機能の後遺症が生じた状態です。これが高次脳機能障害です。下記のリストで簡単な自己チェックができます。

簡単セルフチェック

- □ 道に迷うことがある
- □ 服をうまく着ることができないことがある
- □ いま自分がいる場所がわからなくなることがある
- □ 怒りっぽい
- □ 人への気遣いが乏しい
- □ 元気がない
- □ 人を許すことができない
- □ ひとつのことにこだわりやすい
- □ 自分はなんでもできると思う
- □ 落ちこむことが多い
- □ 人の話を聞いても理解できないことがある
- □ 右と左の区別を間違えることがある
- □ 人の名前が出てこないことがある
- □ 人との約束を忘れることがある
- □ 昨日の食事の内容を思い出せない

橋本圭司著『高次脳機能障害　どのように対応するか』（PHP新書）より

気づくタイミングは二度

高次脳機能障害は非常に把握しづらい障害です。脳の病気やケガで入院した際に診断が出る場合もありますが、退院後、家族が異変に気づく場合もあります。

入院中に診断される

入院中に損傷部位が特定され、診断が出る場合もある。脳梗塞などの脳血管障害は、大脳の後方を損傷し、脳の機能で説明がつく症状の場合、早期に診断が出やすい

退院後に家族が気づく

前頭葉の損傷は、入院中には気づかれない場合がある。意欲の低下や遂行機能障害があっても、病気のストレスなどと考えられがち。日常生活に戻ってから気づかれる

高次脳機能障害とは

医療と行政では定義が違う

高次脳機能障害という名称は、さまざまな機関で一般的に使われていますが、じつは医療の現場と、行政の現場では定義が違っています。呼び名で混乱しないよう、全体像をおさえておきましょう。

国が事業をおこして定義を決めた

厚生労働省が二〇〇一年から「高次脳機能障害支援モデル事業」を実施しました。事業を通じて、高次脳機能障害がある人の症状を調べ、高次脳機能障害の定義を決めました。

これが現在、主に行政機関で使われ、一般にもよく用いられている、高次脳機能障害の定義です。

ただし、行政機関はもともと失語症の支援をしていたため、失語症を高次脳機能障害と区別し、それぞれ別の障害としました。

高次脳機能障害の定義は、それぞれの分野で少しずつ異なります。相談する機関によって呼び方が異なることを、知っておいてください。

病名が統一されていない

高次脳機能障害になった人が各種機関に行くと、さまざまな診断名がつきます。機関ごとに異なる定義、異なる病名を使っているためです。

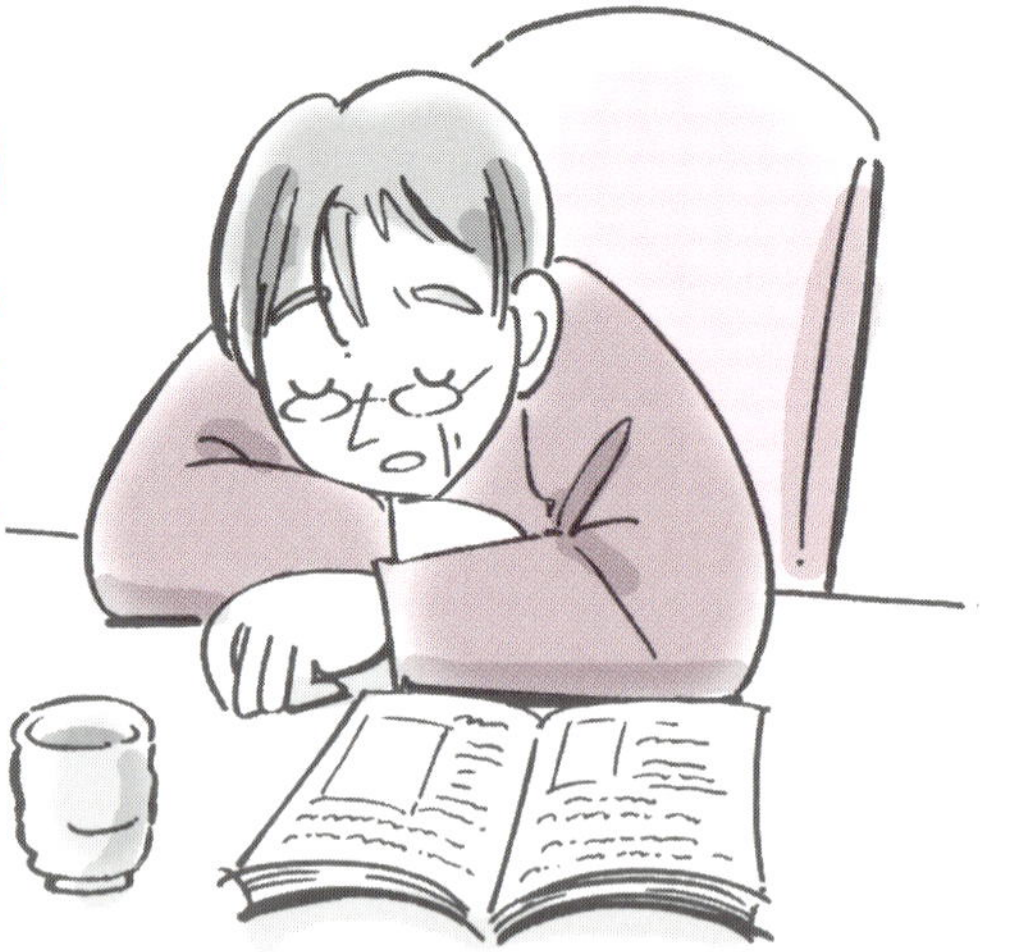

脳損傷後の疲れやすさや集中力の低下をどう呼ぶか、機関ごとに異なる

全体像ははっきりしている

脳損傷後の後遺症のうち、脳機能として説明できる、認知機能の障害のことを、一般的に高次脳機能障害という。手足の障害など、体の運動機能の後遺症は高次脳機能障害とはいわない。障害の全体像ははっきりしている。

高次脳機能障害

症状の幅は広いが全体像はわかっている

どちらも
完全な定義ではない

精神科の定義も行政の定義も、高次脳機能障害の全体像と一致しない部分がある

呼び名も
統一されていない

結果として、相談した機関によって、異なる病名で呼ばれることになる

精神科では
器質性精神障害

手帳では失語があると言語障害

行政では失語以外は
高次脳機能障害

脳外科では
脳卒中の後遺症

神経内科では
前頭葉症状とも

同じ人の同じ障害が、さまざまな呼び方で表現されることに

精神科では「器質性精神障害」

脳卒中や脳外傷などの脳そのものの病変、または、アルコール依存や栄養失調などの脳以外の身体疾患のために、なんらかの精神障害を起こすこと。精神科では、高次脳機能障害はこのなかにふくまれる。

器質性精神障害

精神科では同様の状態を器質性精神障害と呼んでいる

行政では「高次脳機能障害」

脳の損傷が原因で、記憶障害、注意障害、遂行機能障害、社会的行動障害などの認知障害が認められ、これらが要因となり日常生活や社会生活への適応が困難となっていること。失語症は記されていない。

高次脳機能障害

高次脳機能障害とほぼ一致するが、失語症が記されていない

高次脳機能障害の診断基準

Ⅰ　主要症状など
①脳の器質的病変の原因となる事故による受傷や疾病の発症の事実が確認されている。
②現在、日常生活または社会生活に制約があり、その主たる原因が記憶障害、注意障害、遂行機能障害、社会的行動障害などの認知障害である。

Ⅱ　検査所見
MRI、CT、脳波などにより認知障害の原因と考えられる脳の器質的病変の存在が確認されているか、あるいは診断書により脳の器質的病変が存在したと確認できる。

Ⅲ　除外項目
①脳の器質的病変にもとづく認知障害のうち、身体障害として認定可能である症状を有するが上記主要症状（Ⅰ-②）を欠く者は除外する。
②診断にあたり、受傷または発症以前から有する症状と検査所見は除外する。
③先天性疾患、周産期における脳損傷、発達障害、進行性疾患を原因とする者は除外する。

Ⅳ　診断
①Ⅰ～Ⅲをすべて満たした場合に高次脳機能障害と診断する。
②高次脳機能障害の診断は脳の器質的病変の原因となった外傷や疾病の急性期症状を脱したあとにおいておこなう。
③神経心理学的検査の所見を参考にすることができる。
なお、診断基準のⅠとⅢを満たすいっぽうで、Ⅱの検査所見で脳の器質的病変の存在を明らかにできない症例については、慎重な評価により高次脳機能障害者として診断されることがありえる。

厚生労働省社会・援護局障害保健福祉部　国立障害者リハビリテーションセンター「高次脳機能障害者支援の手引き」（国立障害者リハビリテーションセンター）より

発症のきっかけ

原因は脳血管障害・脳外傷・低酸素脳症

高次脳機能障害の症状が、ほかの精神疾患と明らかに違う点は、脳を損傷していること。その原因のほとんどは、脳梗塞などの脳血管障害や脳外傷、そして、窒息や心臓停止状態で脳に酸素が行かなくなる低酸素脳症です。

ほとんどは脳血管障害

高次脳機能障害の原因の8割以上が、脳卒中といわれる脳血管障害です。患者数が多く、中年以降にかかりやすくなります。

脳血管障害

脳の血管になんらかの異常が起こって、脳を損傷する病気。一般的には脳卒中と呼ばれ、日本人がかかる主な病気のなかで、患者数が4番めに多い。脳血管障害には脳梗塞、脳出血、くも膜下出血の3つがある。

検査

血管に異常が起きると、意識を失って倒れるなどの重篤な症状が出る。その後、CTやMRIなどの脳画像検査で詳細を調べる。

症状

高次脳機能障害の症状としては、失語症や失行、失認をはじめとする前頭葉の障害もあるが、比較的、後頭部や側頭部の脳に障害が出やすい。

脳梗塞

脳血管がつまる病気。
脳に血液が行き渡らなくなる。
太い血管が閉塞すると
重症化する

脳出血

脳血管の弱い部分から脳の
内部に出血が起きる病気。
長年の動脈硬化や高血圧が
原因となって起こる

くも膜下出血

脳のまわりを包む「くも膜」
と脳の間の脳血管に
こぶができ、それが破裂して
出血する病気

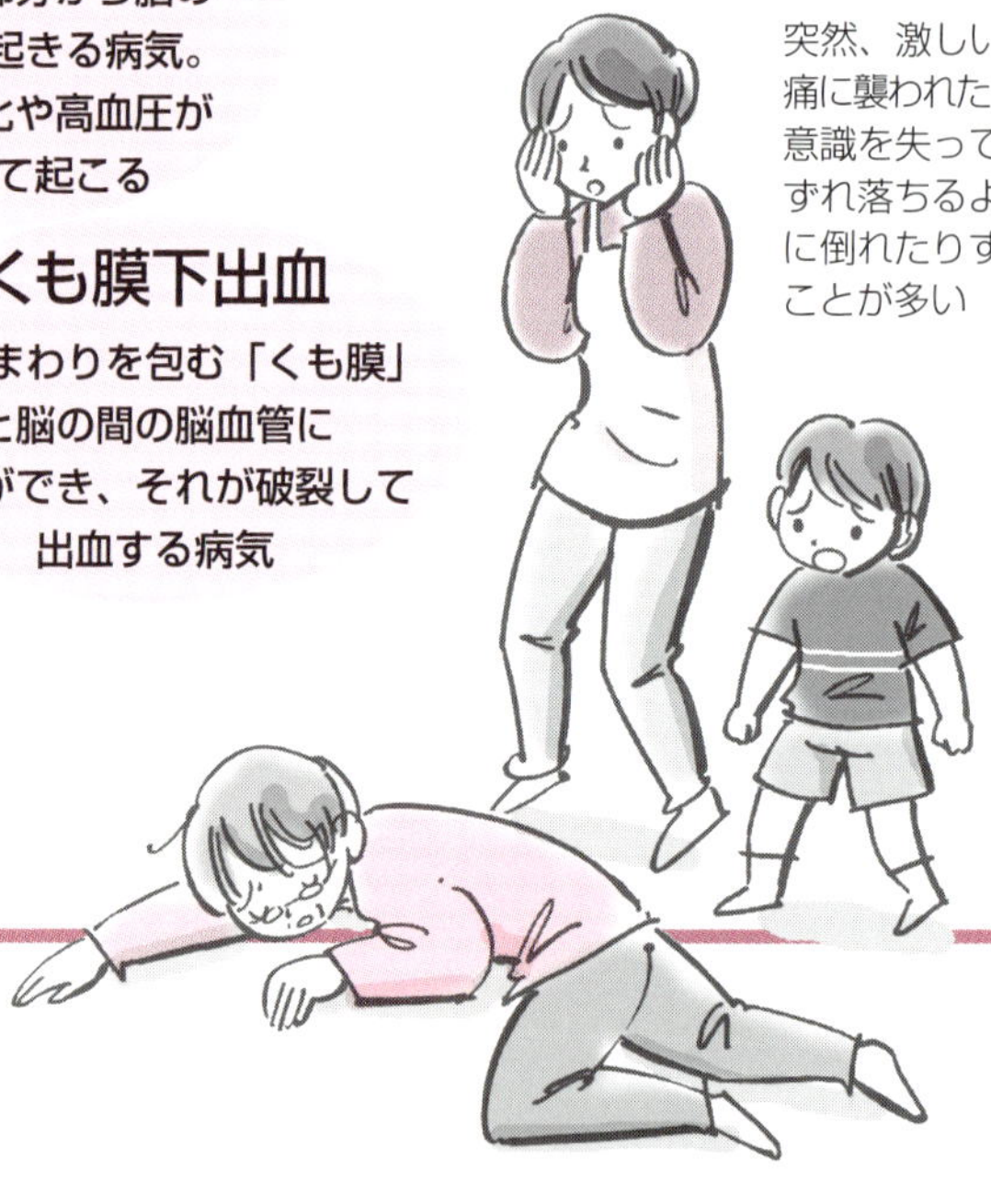

突然、激しい頭痛に襲われたり、意識を失ってくずれ落ちるように倒れたりすることが多い

脳外傷

頭がい骨におおわれた脳が、なんらかの外圧によって損傷すること。原因の多くは交通事故による。頭を強打したことで、脳自体が傷ついて脳内に出血が起こったり、脳と頭がい骨の間に生じた出血で、脳が圧迫されたりする。

検査

脳血管障害と同様に、外傷後、CTやMRIなどの脳画像検査によって詳細を調べる。

症状

損傷した部位によって、高次脳機能障害や手足の障害などが引き起こされる。

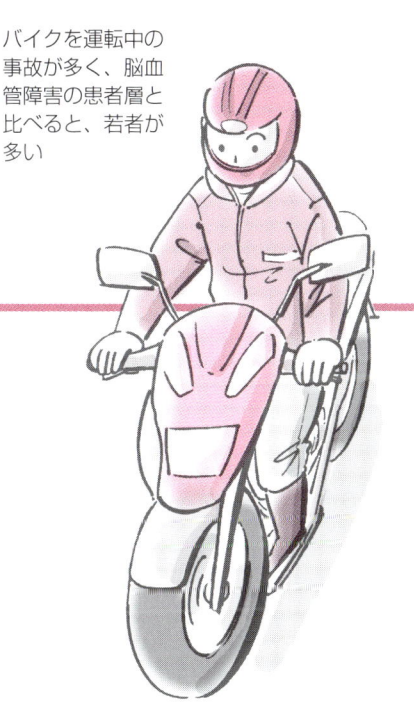

バイクを運転中の事故が多く、脳血管障害の患者層と比べると、若者が多い

そのほか

高次脳機能障害の原因となる病気には、ほかに低酸素脳症や脳腫瘍、脳炎、てんかん、正常圧水頭症、パーキンソン病などがある。それらの病気で脳の損傷が起きた場合に障害が生じる。

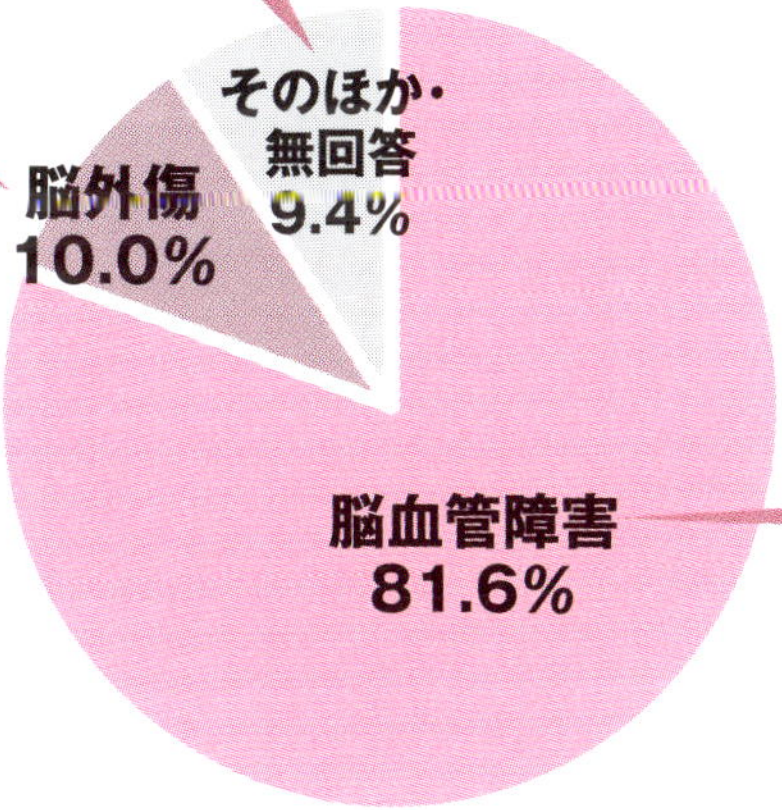
そのほか・無回答 9.4%
脳外傷 10.0%
脳血管障害 81.6%

高次脳機能障害の原因疾患。通院中の患者さんを調査したもの。複数回答のため、合計は100%にはならない。

東京都高次脳機能障害者実態調査検討委員会「高次脳機能障害者実態調査報告書　概要版」（東京都福祉保健局障害者施策推進部）より

大脳の後方を損傷する人が多い

高次脳機能障害の多くは、脳卒中によるものです。脳卒中は大脳後方で生じることが多く、必然的に、高次脳機能障害の人の多くが、大脳後方の損傷をおっています。

ただし、近年では前頭葉の障害も注目されています。大脳後方の損傷によって起きる失語症や失行などの症状は古典的な高次脳機能障害と呼ばれ、いっぽうで、意欲の低下や脱抑制など前頭葉障害への対応は、比較的新しい分野とされています。

発症後の経過

治療を受ける急性期、社会に戻る展開期

病気やケガの治療をすませたあとは、社会復帰に向けたとりくみをはじめます。脳損傷の直後は急性期、その後の入院期間は回復期、退院してリハビリにとりくむ時期を展開期として、分けて考えましょう。

急性期以降は自分たちの力も重要に

救急病院に搬送され、治療を受けているときは、医療のみが頼りとなります。

その後、意識が回復し、全身の状態が改善してくると、社会復帰に向け、本人の努力と家族の協力が必要になっていきます。

病院でのリハビリも受けますが、それだけでは、なかなか病院から離れられません。

医療スタッフのもとで具体的な社会復帰の計画を立て、一歩一歩進めていきましょう。

前半は医療機関で

回復経過の前半は、医療機関での治療やリハビリが中心です。理学療法士や作業療法士、言語聴覚士などによるリハビリがおこなわれます。

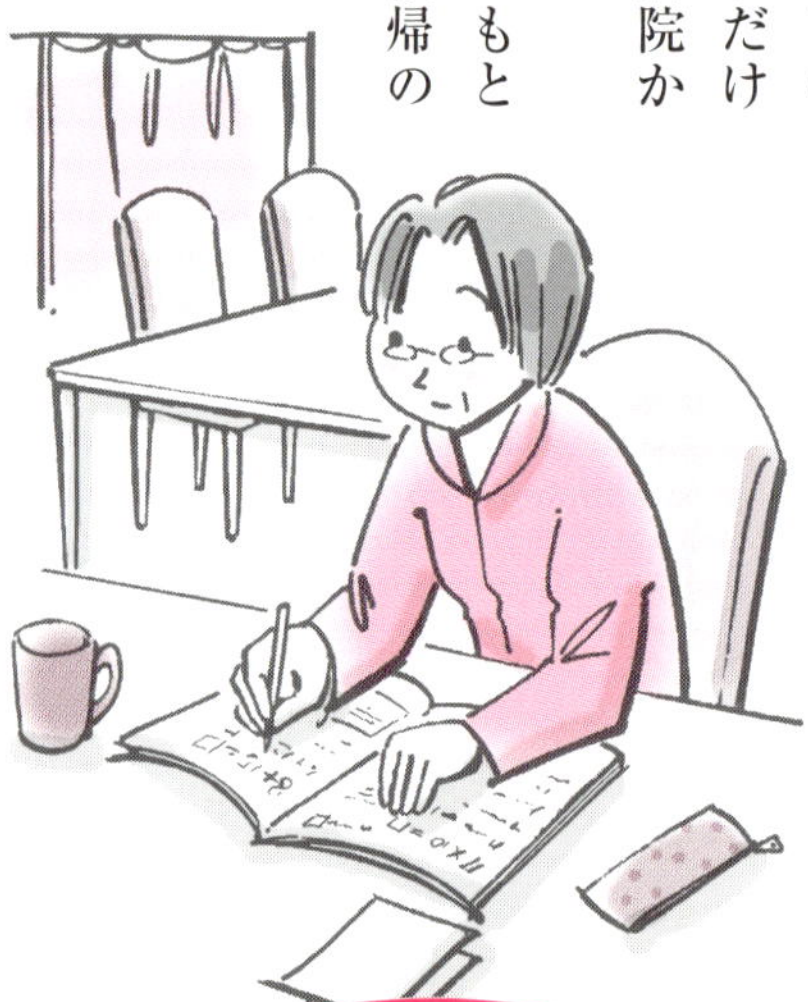

リハビリ病院で、体を動かす作業や、コミュニケーションをはかること、読み書きなどの活動をはじめる

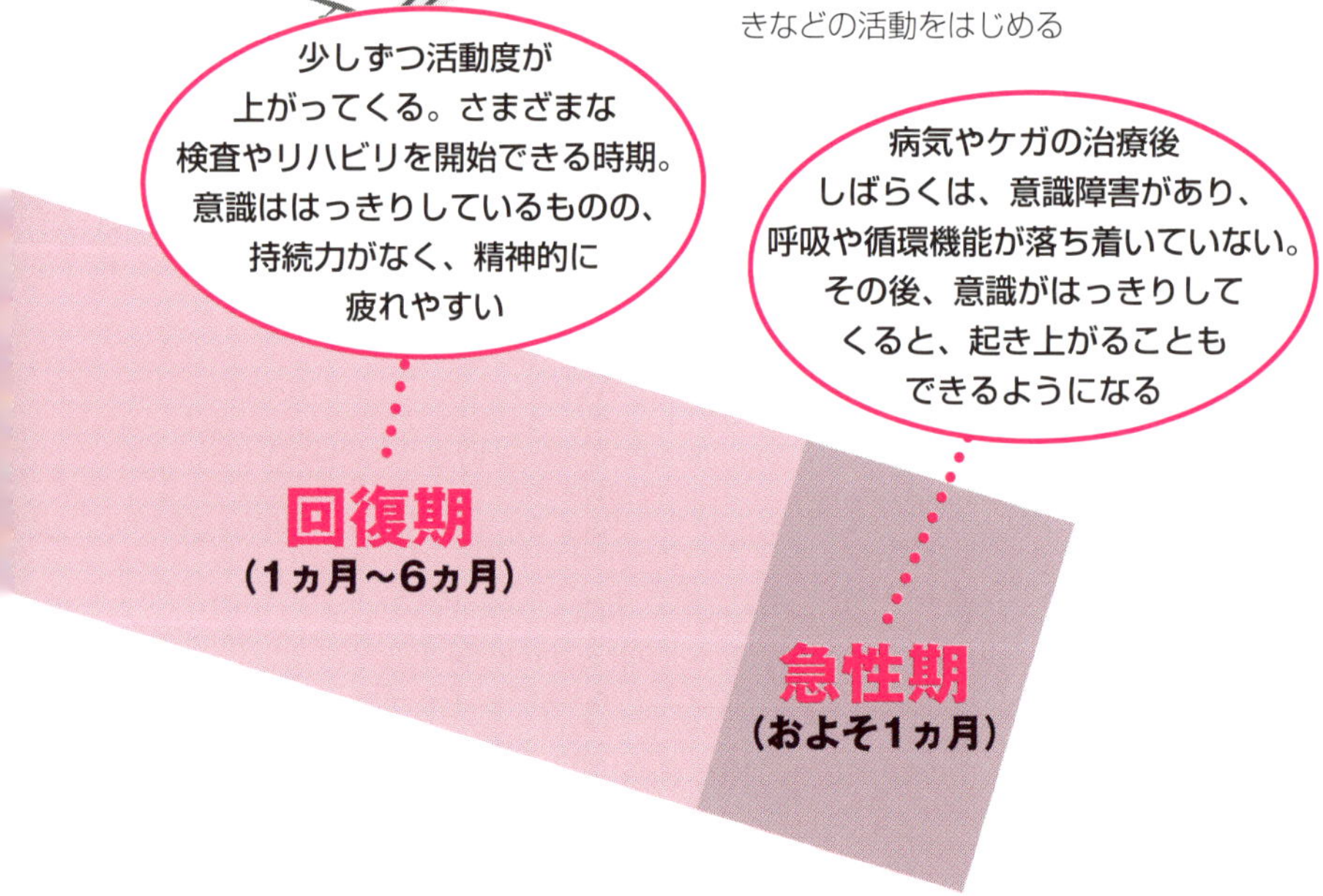

病気やケガの治療後しばらくは、意識障害があり、呼吸や循環機能が落ち着いていない。その後、意識がはっきりしてくると、起き上がることもできるようになる
急性期
（およそ1ヵ月）
少しずつ活動度が上がってくる。さまざまな検査やリハビリを開始できる時期。意識ははっきりしているものの、持続力がなく、精神的に疲れやすい
回復期
（1ヵ月～6ヵ月）

後半は自分の居場所で

医療機関でのリハビリは、数ヵ月間で終了します。その後は自宅に戻り、可能なら職場に復帰しながらリハビリをします。

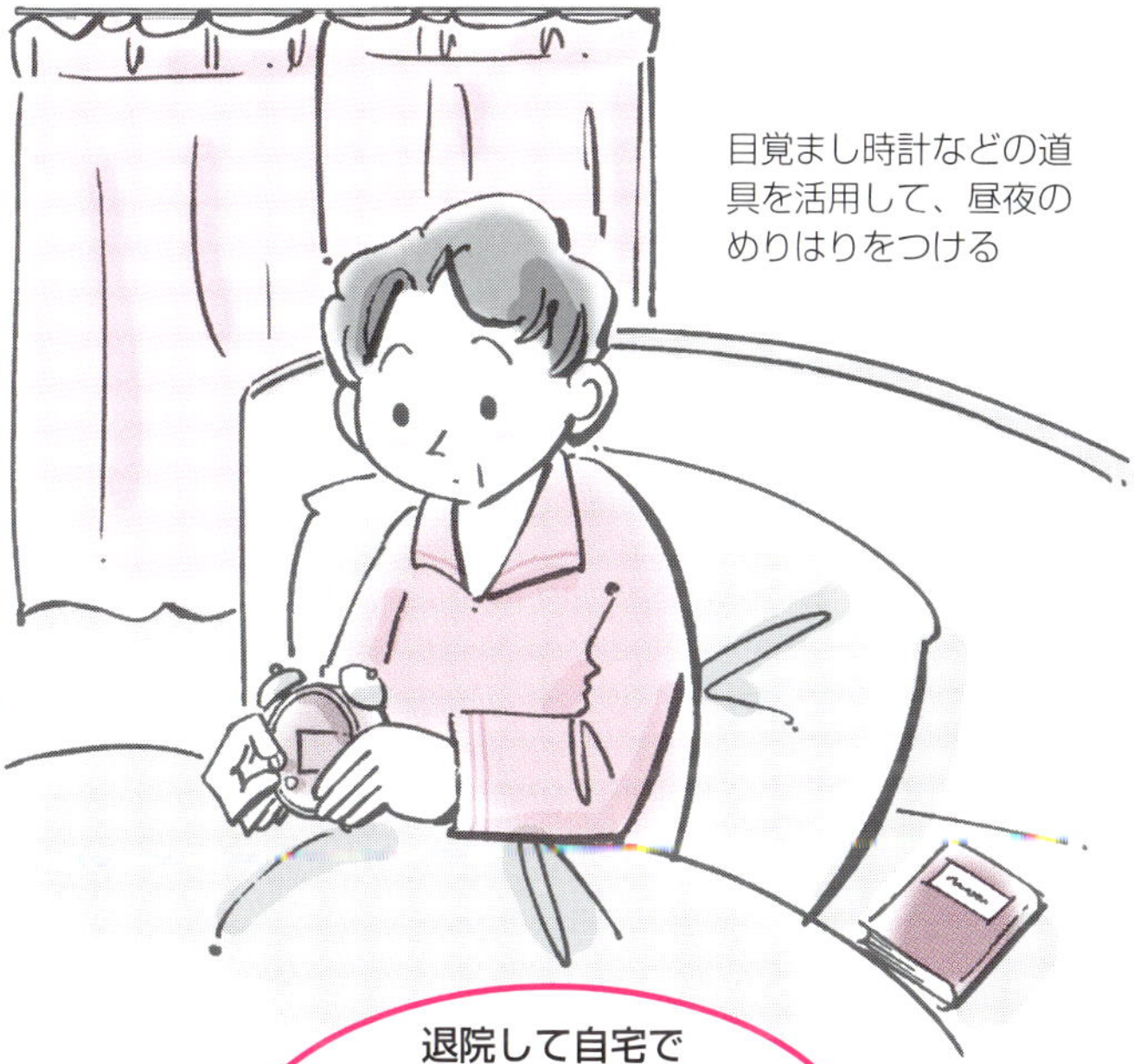

目覚まし時計などの道具を活用して、昼夜のめりはりをつける

リハビリが進むうちに、本人も家族も高次脳機能障害への理解ができていく。折り合いをつけながら、就学・就労など、社会参加を果たす

退院して自宅で日常生活を送りながら、リハビリにとりくむ。個人差はあるが、身体機能、高次脳機能の改善が進む。生活のリズムができていく

展開期
慢性期や維持期ともいう
（数年以上かけて）

期間は人によって違う

急性期の意識障害の程度によって、回復経過は異なります。

病気やケガのあと、六時間以上、意識障害があった場合は、重度の脳損傷と診断されます。リハビリには比較的時間がかかり、急性期や回復期が長くなる傾向があります。

各期間は目安と考え、それぞれの状態に合ったリハビリをおこなってください。

POINT 自由度を上げていく

自宅や地域社会に戻ると、そこは集団生活の場。悩んだり考えたりすることがある。自由度が高くなり、自分で決めて行動することが増える。

診断

脳の画像診断ができる医療機関に行く

高次脳機能障害の適切なリハビリをはじめるためには、正確な診断を受けることが必要です。障害が疑われたときは、まず、脳損傷の有無を確認するために、脳の画像診断ができる医療機関に行きましょう。

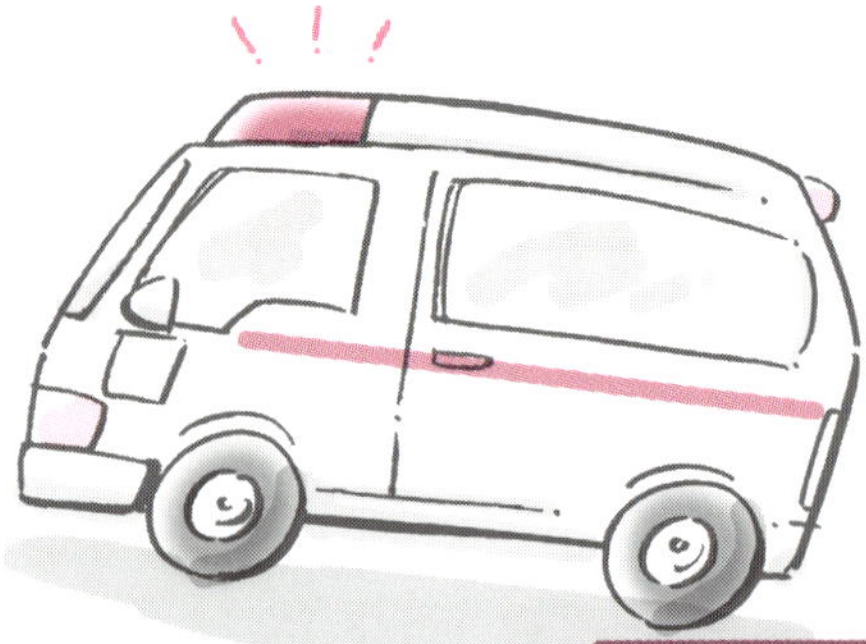

多くの人が最初は救急車で運ばれる。まずは命がたすかることで安心する

診断に時間がかかる人もいる

急性期を脱して安心してしまい、高次脳機能障害を見落とす場合があります。結果として、適切な診断が出るまでに時間がかかります。

脳損傷の治療

病気やケガで脳を損傷。医療機関に搬送され、救命救急治療、神経内科的治療や脳神経外科的な治療を受ける

診断が出ずに退院 →

ひとまず復帰

治療を受け、意識が回復。身体の障害がみられず、全身状態が回復した段階で、高次脳機能障害に気づかれず、退院する場合もある

入院中に診断が出る →

すぐにリハビリ

脳損傷による後遺症に慣れている病院の場合、急性期の早い時期に高次脳機能障害の診断が出て、リハビリがはじまる

治療の主体となる科は決まっていない

高次脳機能障害は、さまざまな診療科で対応されています。

脳損傷が生じた直後で、命の危険があるときには、救急病院にかかります。その後、脳神経外科や神経内科で治療がおこなわれ、状態が落ち着いたところで、高次脳機能障害の診断が出れば、リハビリ科に移ります。

診断が出ないまま退院した場合には、脳神経外科や神経内科、リハビリ科などを受診して、まずは適切な診断を求めることになります。

主体となる診療科は必ずしもひとつではなく、発症時の状況や診断のタイミングによって、かかる科は異なります。

医療機関の選び方

●規模

診断を受けるためには、MRIやCT、脳血流検査など脳の画像診断ができる機関がよい。大学病院や総合病院、地域の基幹病院など、規模の大きいところが適している。診断後のリハビリは、規模の小さいところでも十分にできる。

●診療科

脳神経外科や神経内科、リハビリ科、精神科でみてもらえる。対応には機関ごとに違いがあるため、事前に確認を。患者さんが利用している診療科の内訳は下記のとおり。

1位	リハビリ科	53.5%
2位	脳神経外科	53.0%
3位	内科	19.7%

高次脳機能障害の人が通院している診療科についての調査。東京都高次脳機能障害者実態調査検討委員会「高次脳機能障害者実態調査報告書　概要版」（東京都福祉保健局障害者施策推進部）より

●利便性

専門機関は全国各地にある。通いやすいところを選ぶと、治療もリハビリも進みやすくなる。また、専門機関以外に、地元にリハビリの拠点となる医療機関をみつけ、どちらにも通うとよい。日々のリハビリは地元で、詳細の確認は専門機関で、と使い分ける。

くわしくみてもらうなら脳の病院へ

「なにかおかしい」と思ったら、脳の画像診断ができる病院へ。脳損傷の有無を確認してもらいましょう。

支援拠点機関がある

高次脳機能障害支援の拠点となる医療機関が、全都道府県に設置されている。役所の福祉担当窓口で確認できるほか、国立障害者リハビリテーションセンターのホームページでも調べられる。同センターは、全国的な拠点となっている。

まわりが気づく

日常生活に復帰。本人は、外見は変わらないが、発言や態度に以前と違う点がある。家族や周囲の人がその変化に気づく

専門機関へ

頭の病気やケガをきっかけに起きた変化であるため、再び医療機関へ。脳機能をくわしく調べてもらえるところを探す

地元の機関へ

高次脳機能障害にくわしい機関で診断を受けたら、地元にその情報を持ち帰り、通いやすい機関でリハビリをおこなう

POINT 脳損傷時の情報がほしい

脳損傷直後には診断が出ず、あとで気づいて別の医療機関に行く場合には、損傷時の治療に関する情報があると、正確な診断のたすけとなる。以前かかった医療機関に診療記録などの書類を提供してもらってから受診するとよい。

診断

画像検査や神経心理学的検査を受ける

高次脳機能障害の診断は、いくつかの方法を組み合わせておこないます。脳の画像検査が中心ですが、そのほかに認知機能の働きをくわしく調べる神経心理学的検査や、家族が生活のなかで気づいたことなども重要な情報となります。

脳を調べただけではわからない

高次脳機能障害の診断には、脳損傷の程度や、損傷した部位を調べる脳画像検査が必要です。ただし、それだけですべてがわかるわけではありません。

脳機能は、綿密なネットワークで成り立っています。画像検査でわかるのは損傷の詳細だけで、ネットワーク全体の変化の詳細まではわからないのです。

たとえば、画像検査で前頭葉に損傷が認められなくても、注意障害や遂行機能障害など、前頭葉関連の症状が出る場合があります。

言動の変化に気づくことや、脳画像検査以外の検査を受けることも、必要となります。

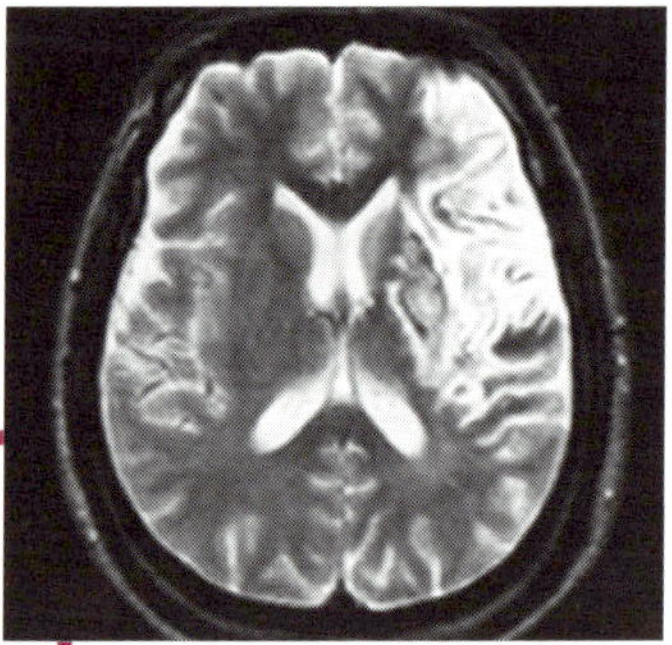

MRI検査の画像。脳の左側に、梗塞が生じた例。写真右上の白い部分が梗塞。写真では右側だが、切断面を下からみている画像なので、頭の左側にあたる。この梗塞によって、体の右片マヒや失語症、記憶障害が生じた

4つの確認を組み合わせる

複数の検査や聞きとりの結果を組み合わせて、障害の程度や症状の詳細を確かめていきます。

脳の画像検査

脳の損傷は、CT（コンピュータ断層撮影）や、MRI（磁気共鳴画像）の検査で確認する。脳の血流状態をみるSPECT（単一光子放射断層撮影）検査で詳細を確かめる場合もある。大型の検査機器を必要とするため、大規模な医療機関を受診する必要がある。

意識障害の確認

急性期の意識障害の程度を確認する。意識障害を評価するJCS（ジャパン・コーマ・スケール）という尺度を用いることがある。覚醒の程度が、大分類3段階、小分類3段階の点数で表される。

全人的にみる

患者さんには、それぞれの人生、それぞれの人柄があります。それが脳損傷によってどう変わったか、くわしくみていきます。

もともとの人柄が人それぞれ違うわけですから、脳の検査画像や各種検査の結果だけみていても、症状の全貌はつかめません。

高次脳機能障害の診断には、患者さんをひとりの人間として、全人的にみながら検査結果を参照することが欠かせないのです。

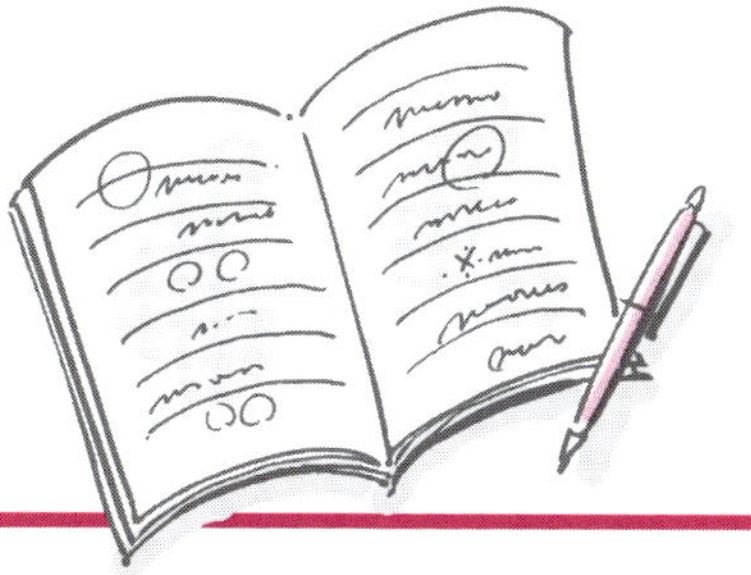

日頃の行動を観察し、記録しておくことが診断の参考になる

日頃の行動の様子

本人の自覚をもとにした行動記録と、家族の観察記録を対比させ、客観的な判断材料とする。本人が症状に気づいている場合は少なく、家族のなにげない違和感が貴重な情報となることが多い。

神経心理学的検査

高次脳機能障害は、それがもともとのキャラクターなのか、脳の損傷によるものかが判断しづらい。障害の疑いがある場合、遂行機能障害など各症状に合った、質問形式やテスト形式の神経心理学的検査をおこなって確認をする。

MMSE

Mini Mental State Examination、ミニメンタルステート検査。日付や地名を確認し、記憶力や注意力、言語理解などの程度を確かめる。対面式の質問で5分間ほどおこなう。認知症の検査としてよく用いられるが、高次脳機能障害の見当識の障害、記憶障害、注意障害、遂行機能障害などを総合的に調べるためにも活用できる

FAB

Frontal Assessment Battery、前頭葉機能検査。「か」ではじまる言葉を列挙させたり、指示どおりの動作ができるかどうかの確認などをおこなう。前頭葉機能の障害がわかる。高次脳機能障害のスクリーニングに活用される

TMT

Trail Making Test、トレイルメイキングテスト。バラバラに並ぶ数字や文字を、筆記用具を使って結ぶ。注意障害がわかる

SPTA

標準高次動作性検査。道具を使った4種類の動作を指示する。失行がわかる

KWCST

WIsconsin Card Sorting Test Kein Version、慶應版ウィスコンシンカードソーティングテスト。4枚のカードから、色か数か形の同じものを選ぶ。遂行機能障害がわかる

三宅式記銘力検査

「たばこ／マッチ」のような2語を10組提示する。その後、片方の言葉を示されたとき、対になる語を覚えているか確認する。記憶障害がわかる

SLTA

標準失語症検査。聞く・読む・話す・書くの4つの言語機能を調べる

診断

発達障害・認知症との区別が難しい

脱抑制や注意障害、記憶障害などを疑い、医療機関にかかると、高次脳機能障害ではなく、別の脳機能障害と診断される場合があります。子どもは発達障害、高齢者は認知症と診断されがちです。

発達障害と診断される

子どもの高次脳機能障害は、別の脳機能障害である発達障害と診断されることがあります。発達障害には、衝動性の強さや注意力の低下、コミュニケーションの困難などの特徴があり、高次脳機能障害と重複する部分があるのです。

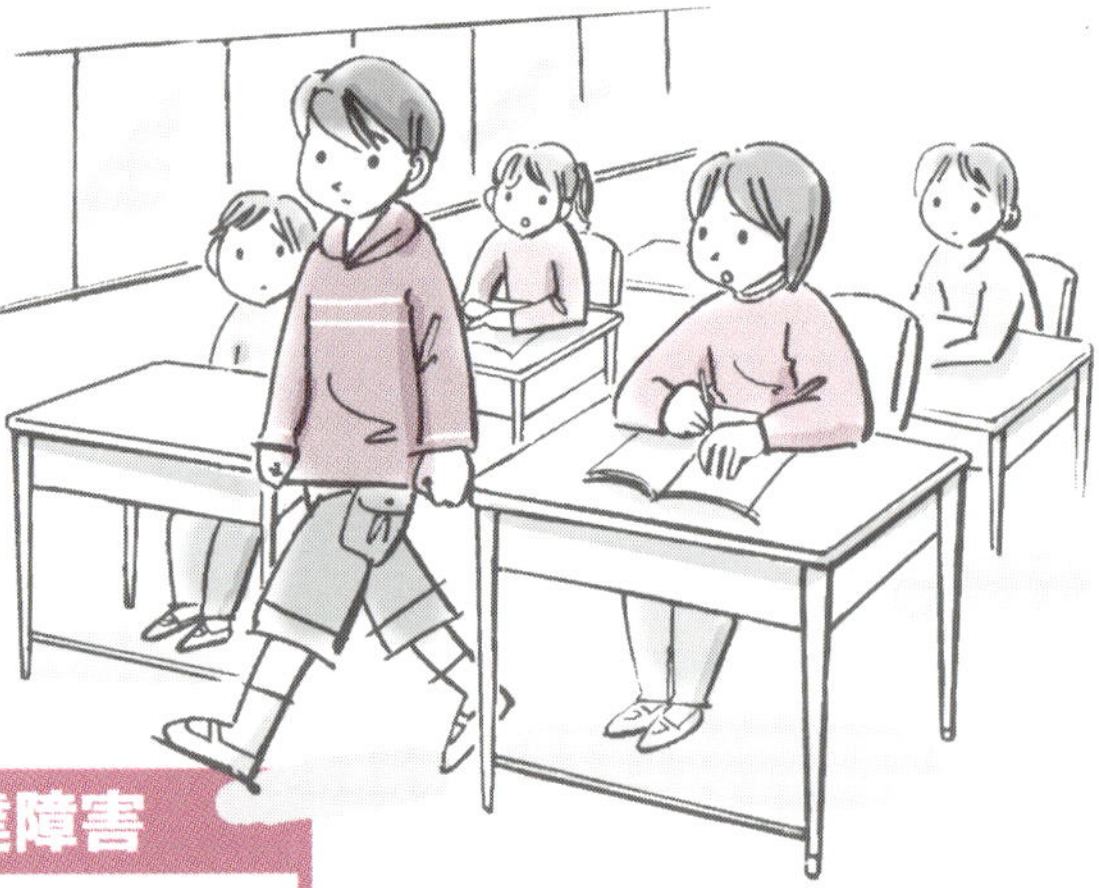

ADHDの子には、授業中に立ち歩くなどの「多動性」がみられる

発達障害

生まれつきの脳機能障害。自閉症やADHD（注意欠陥・多動性障害）、LD（学習障害）などがある。高次脳機能障害の脱抑制、注意障害、記憶障害、遂行機能障害と共通する部分がある

受け止め方

発達障害は生まれつきのもの。本人と家族が、もって生まれた特性なのだと考え、本人に合った生活をつくっていく

子どもの高次脳機能障害

脳の機能に問題なく出生した子どもが、病気やケガによって脳を損傷し、症状が出た状態。小学校入学以前の発症では、発達障害と診断されることもある

受け止め方

高次脳機能障害は後天性の障害。症状が引き起こされるのは病気やケガのせいだと考えると、本人や家族は気が楽になることもある

発達障害との違い

原則として高次脳機能障害は後天性で、発達障害は先天性。そのため、高次脳機能障害の子の場合、必ず脳損傷の経験がある。どちらの場合も、本人の能力に合った対応と環境調整が重要な点は同じ。

認知症と診断される

高齢者は、記憶障害を生じると、認知症と診断される場合があります。認知症は高次脳機能障害より広く知られているため、先にそのような診断がつくのです。

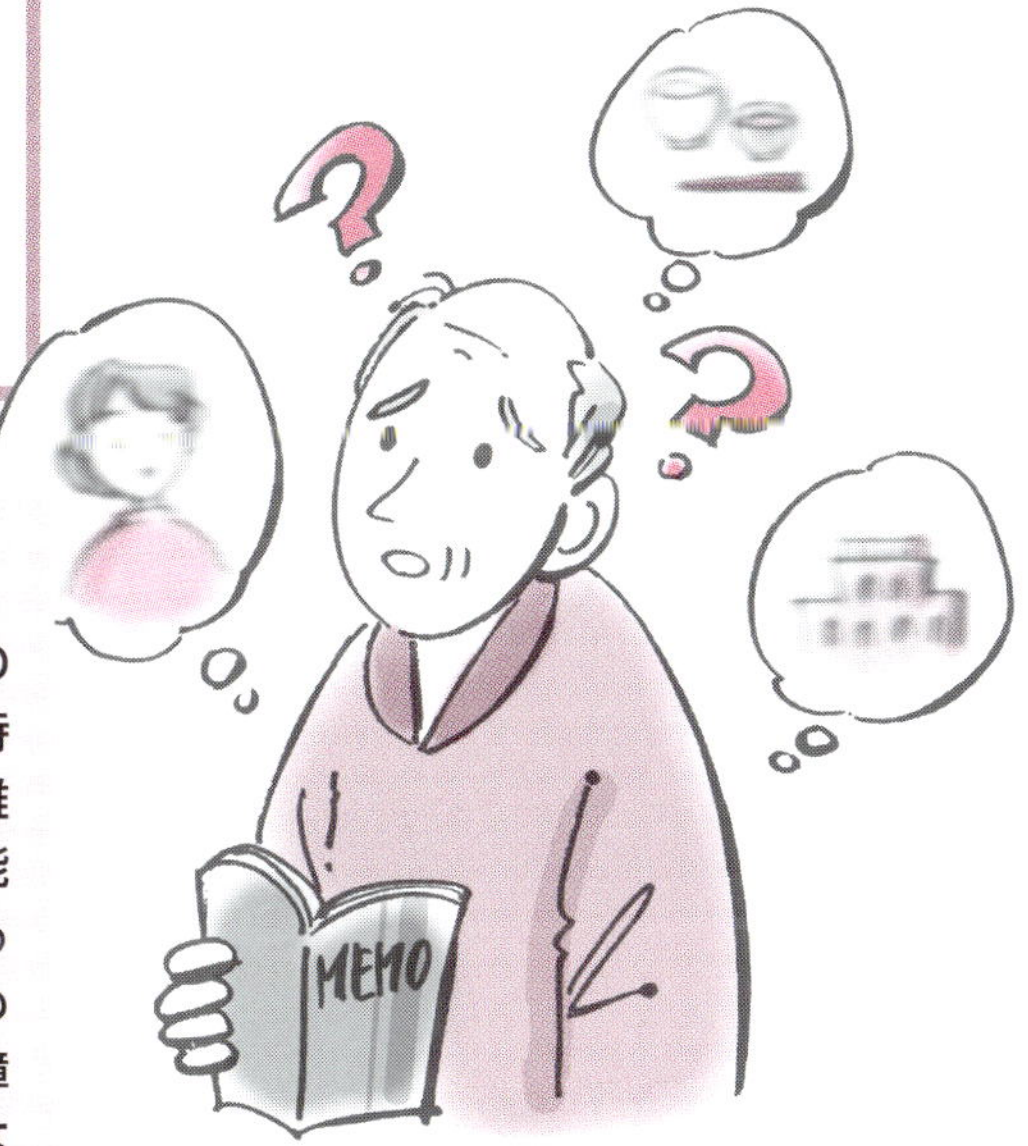

高齢になり、もの覚えが悪くなると、まず認知症が疑われがち

認知症

認知機能が低下した状態。加齢による影響のほかに、脳血管障害が関わる場合もある。高次脳機能障害と記憶障害がとくに共通する

受け止め方

認知症と診断されると抵抗を感じる人が多い。しかし、診断名がどうであれ記憶障害がある場合には記憶力を補うリハビリが活用できる

高齢者の高次脳機能障害

高次脳機能障害の前提である脳の損傷が認められ、アルツハイマー型の認知症など、進行性の病気ではないと認められたもの

受け止め方

脳損傷による症状で、進行性の認知症ではないとわかると、ほっとする人が多い。しかし、記憶障害への対応は認知症と同様に重要

認知症との違い

認知症は進行性のものが多く、リハビリに期待できるのは脳機能の維持。いっぽう高次脳機能障害は、リハビリによる脳機能の改善がみこめる。また、高次脳機能障害の人には記憶障害がない場合がある。

似ているところ、重なるところがある

高次脳機能障害と発達障害や認知症は、症状が重なるところがあります。とくに、病気やケガで脳を損傷した年齢が、生まれたばかりであるとか、非常に高齢である場合は、発症した症状がどちらのものか判別しづらくなります。

そのため、脳を損傷して、高次脳機能障害を生じているのに、発達障害や認知症と診断されている人がいます。

くわしい検査で正確な診断を受けたい

似ているところがあるとはいっても、それぞれ個別の障害ですから、原因や対応法、予後が異なります。診断が正確性を欠いたままでは、治療やリハビリがうまく進まない可能性があります。

高次脳機能障害の症状があるのに、発達障害や認知症とだけ診断されている場合、くわしい検査を受けたほうがよいでしょう。

COLUMN

患者さんの数は増えている

東京だけでも年に約三〇〇〇人発症と推計

東京都の調査によると、都内で一年間に高次脳機能障害を発症する患者さんの人数が、三〇一〇人にのぼると推計されています。推計ではまた、都内の患者さんの総数は約五万人とみられています。

この数字は、脳損傷で実際に医療機関にかかり、高次脳機能障害の診断を受けた人の数をもとにしたものです。

実際には、高次脳機能障害があっても、医療機関にかかっていない人がいます。ですから、患者さんの総数はもっと多いものと考えられます。

都内だけでも毎年三〇〇〇人以上が発症し、患者さんは増え続けているとみてよいでしょう。高次脳機能障害の基礎知識やリハビリ法の普及が望まれます。

患者さんの数の推計

推計……2008年1月7日〜1月20日に都内で退院した脳損傷の患者さん206人のうち、高次脳機能障害とみられる人は

115.79人

↓

推計……2週間で115.79人だったため、その傾向が1年間続くものとして推計すると、1年間の患者さんの人数は

3,010人

↓

推計……平均余命などを考慮して、都内の患者さんの総数を算出すると

49,508人

■年齢別割合

0〜19歳 ………0.8%
20〜29歳 ………3.0%
30〜39歳 ………4.6%
40〜49歳 ………8.2%
50〜59歳 ………16.2%
60歳以上 ……67.4%

■男女比

男性 ………68.5%
女性 ………31.5%

東京都高次脳機能障害者実態調査検討委員会
「高次脳機能障害者実態調査報告書」（東京都福祉保健局障害者施策推進部）より

5

医療と福祉をどちらも利用する

急性期には、生命維持に必要な治療に重点がおかれるため、
医療の力が絶対的に必要となります。
全身状態が落ち着き、重点が後遺症の改善に移ると、
今度は福祉のサポートが必要となります。
どちらも利用しましょう。

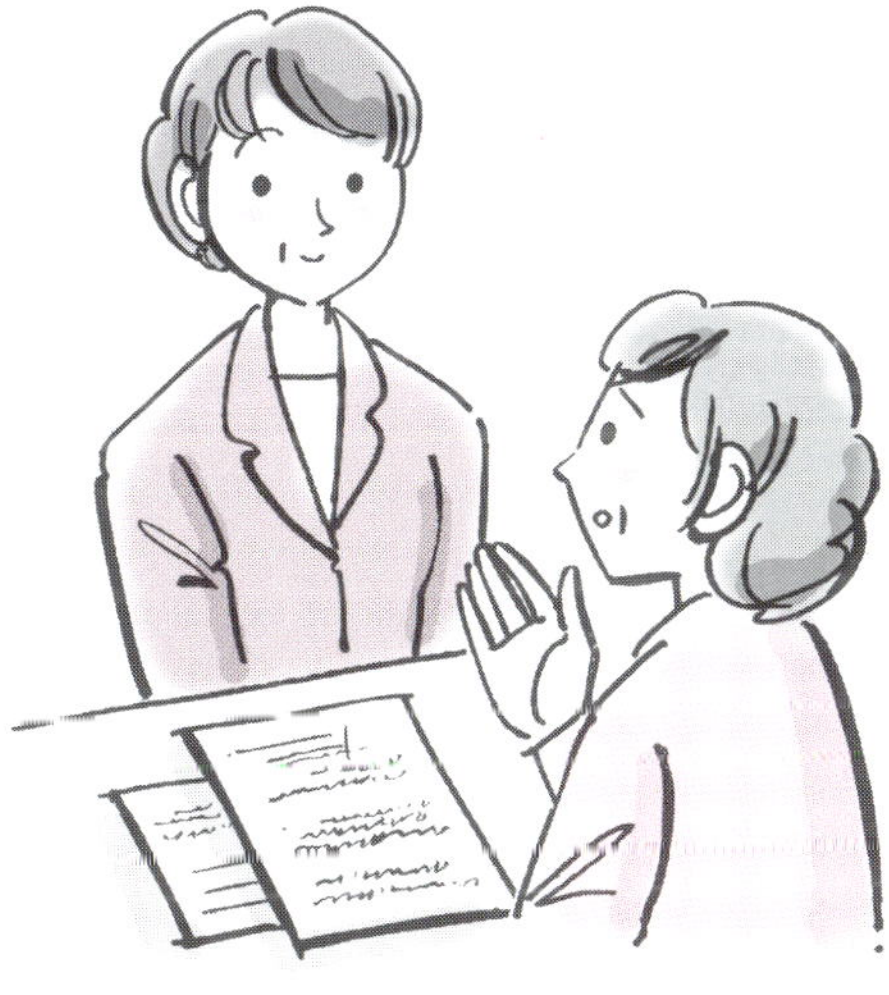

医療と福祉

各種機関で包括的なリハビリを受ける

脳損傷の後遺症に対処しながら生活していくなかでは、医療だけでなく、福祉的な対応や、経済面の支援も必要となってきます。一分野にとどまらない、総合的・包括的なリハビリをしていきましょう。

連携の成功例が出てきている

医療機関と地域の高次脳機能障害支援センターが連携して、患者さんの生活を総合的に支援した例が報告されています。

患者さんはまず、医療機関で高次脳機能障害の診断を受け、記憶障害などの症状をくわしく調べました。その結果にもとづき、リハビリの実践をはじめました。

その状況を、医療機関が患者さんの地元のセンターに通知。患者さんの自宅の環境調整や、退院後のリハビリは、センターが中心となってフォローしました。

結果として、医療機関だけでは対応しきれない、地域での活動まで支援でき、経過は良好でした。

診断で終わってはいけない

脳卒中や脳外傷の治療後に「高次脳機能障害という後遺症は残るけれど、命はたすかった」と考え、体が無事であることに満足してしまう人もいます。診断だけで終わらせず、リハビリをしてください。

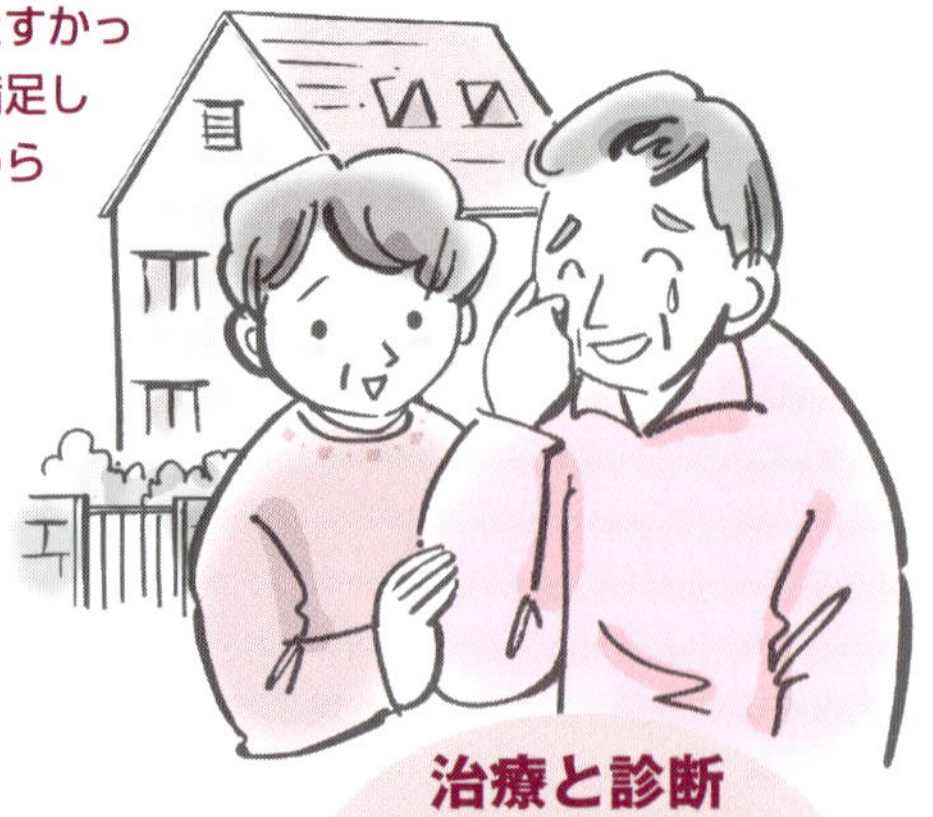

大きな病気のあと、自宅に戻れた喜びで、リハビリにまで気がまわらない

POINT 包括的なリハビリを

「包括的」とは「全体をおおうような」という意味。医療機関だけでなく、そのほかの機関も利用して、生活全体の悩みごとをカバーするようにリハビリを進めていく。

治療と診断
急性期の病気やケガの治療、高次脳機能障害の診断は、医師がおこなう
主に医療

プラン作成
医師やリハビリ担当の理学療法士とともに、社会復帰に向けた計画を立てる
主にリハビリ

障害認定
リハビリの実施と並行して、福祉機関に相談し、各種障害の認定を受ける
主に福祉

各種機関を積極的に利用

心身の健康や福祉的な手続きだけでなく、生活や仕事、家族関係などの悩みも、各種機関に積極的に相談しましょう。

医療機関

病院の脳神経外科やリハビリ科など。入院中の急性期医療・診断から、通院でのリハビリ、医療面の相談などが受けられる。

- ●退院後に体調不良や生活の変化があり、症状をくわしく確認したいとき
- ●リハビリのプランを立てたいとき

当事者団体

日本脳外傷友の会などの当事者団体や、各団体が設置している作業所など。勉強会や交流会で仲間に出会える。

- ●当事者どうしの情報交換に参加したいとき
- ●自宅でできるリハビリを知りたいとき

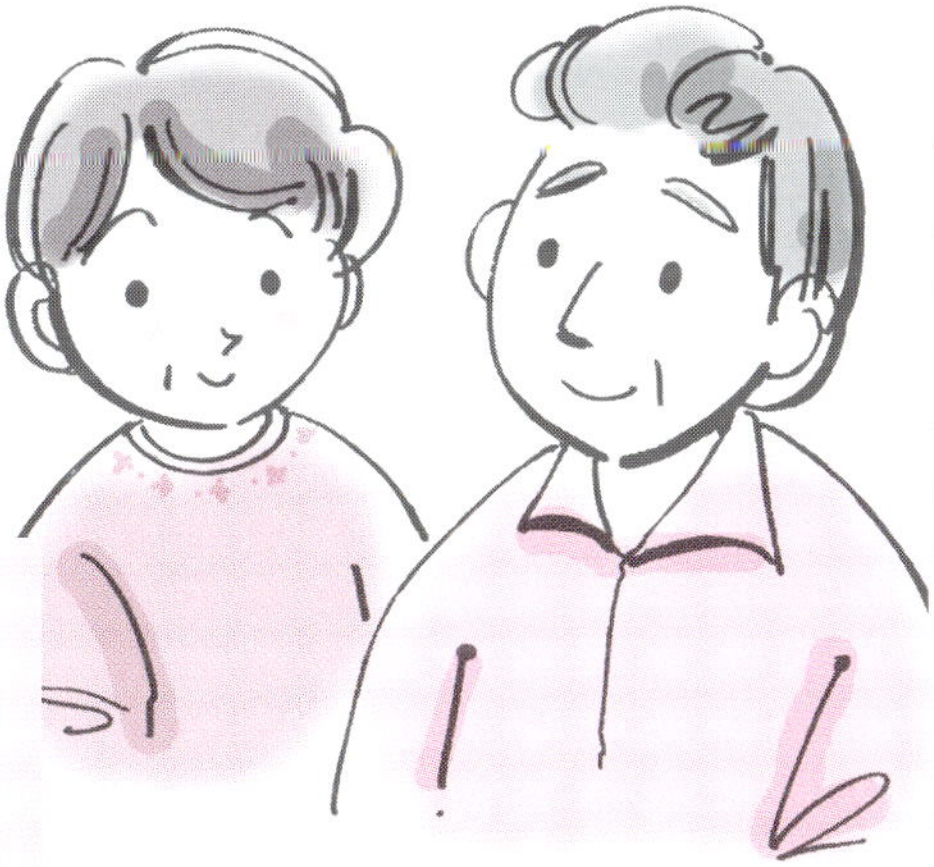

本人の生活をあらゆる面から支え、補うのが包括的なリハビリ

就労支援機関

地域障害者職業センターや障害者職業能力開発校、ハローワークなど。障害認定後の就労のしくみについて相談できる。

- ●もとの職場に復帰したいとき
- ●障害認定を受け、別の職場で就労したいとき

福祉機関

地域の福祉センターや福祉事務所など。障害者手帳に関する相談や、各種施設・サービスの利用と相談ができる。

- ●生活全般の相談をしたいとき
- ●利用できる福祉サービスが知りたいとき

市区町村の役所

役所の福祉担当窓口。地域の医療機関や福祉機関について情報をもっているほか、高次脳機能障害の支援事業を実施しているところもある。

- ●各種手続きをしたいとき
- ●地域の各種機関を知りたいとき

POINT

相互乗り入れチームモデル

各種機関が分野や職種の壁を乗り越えて連携することを「相互乗り入れチームモデル」という。高次脳機能障害のリハビリにはこの考え方が必要。各専門家には、互いの領域に少しずつ乗り入れるくらいの積極的な対応を求めたい。

医療

医療機関では急性期医療と薬物療法が中心に

脳を損傷したときの医療機関の役割は、生命維持のための治療と、薬物療法です。薬物療法はてんかんなどの症状に合わせてしばらく続けられますが、それ以外のことは、急性期への対応が中心で、長期的な対応とはなりません。

急性期の対応は手厚い

急性期には、完全管理のもとに手厚い治療がなされます。その後、医療機関でできることはじょじょに少なくなっていきます。

急性期

急性期医療

救命救急治療、生命維持治療が中心。意識が戻り、全身状態が落ち着くまで、治療が集中的におこなわれる。

相談先

救急病院、総合病院など。多くは救急車で搬送され、まず急性期医療を受ける

薬物療法

脳を損傷した場合の多くは、急性期医療の段階で抗てんかん薬を投与する。興奮をおさえるため投薬する場合もある。

回復期

リハビリ中心

全身状態が安定したら、身体機能の回復、さらに、明らかになった脳機能障害の改善をめざしてリハビリ開始。

相談先

最初にかかった病院にリハビリ科があればそちらへ。リハビリ病院に転院する場合も

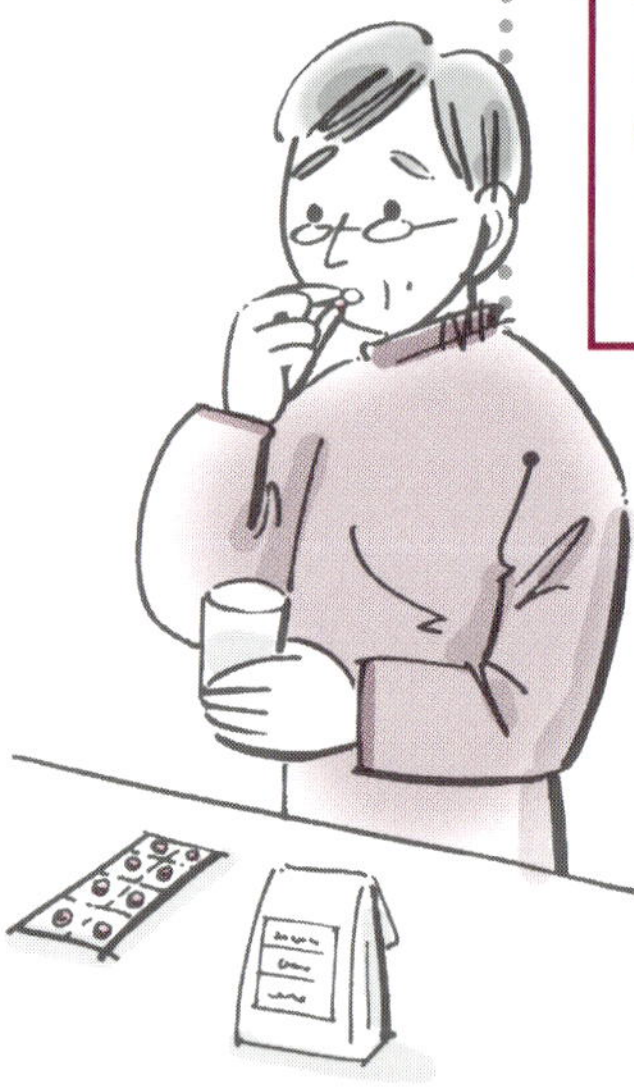

てんかんをおさえる薬は、急性期を脱してからもしばらく服用する

体の回復とてんかん予防が中心

医療機関での薬物治療の目的は、主に、全身状態の回復のために安静を保つことと、てんかん発作をおさえることです。てんかん発作を起こす人のほとんどが、脳損傷後二年以内に発作におそわれます。てんかん発作は、意識を失ったり、体のけいれんが起きたりする発作です。

多くの場合、数分で自然に意識を回復し、もとに戻りますが、意識を失うときに倒れるなどして、体を傷つけるおそれがあります。

そのため、発作を起こしにくくする抗てんかん薬を服用し、万一の事故を予防します。

POINT 2年たったら相談を

抗てんかん薬は発症後2年間は、服用したほうがよいとされている。2年たったら薬をやめても問題ない場合があるので、自分から医療機関に相談して、経過をみてもらうとよい。

展開期

リハビリ継続

退院し、自宅でのリハビリを開始する。生活レベルの機能回復を目的とし、場合によって外部のリハビリ機関を利用。

相談先

地域のリハビリ病院や、精神保健福祉センターなどに、リハビリの拠点を移す

薬の見直し

薬には眠気や疲れやすさなどの副作用があるため、展開期に入って必要がなくなれば、医師と相談して減量・中止する。

相談先

もとの医療機関で主治医に相談するのが基本だが、地域のリハビリ病院でもよい

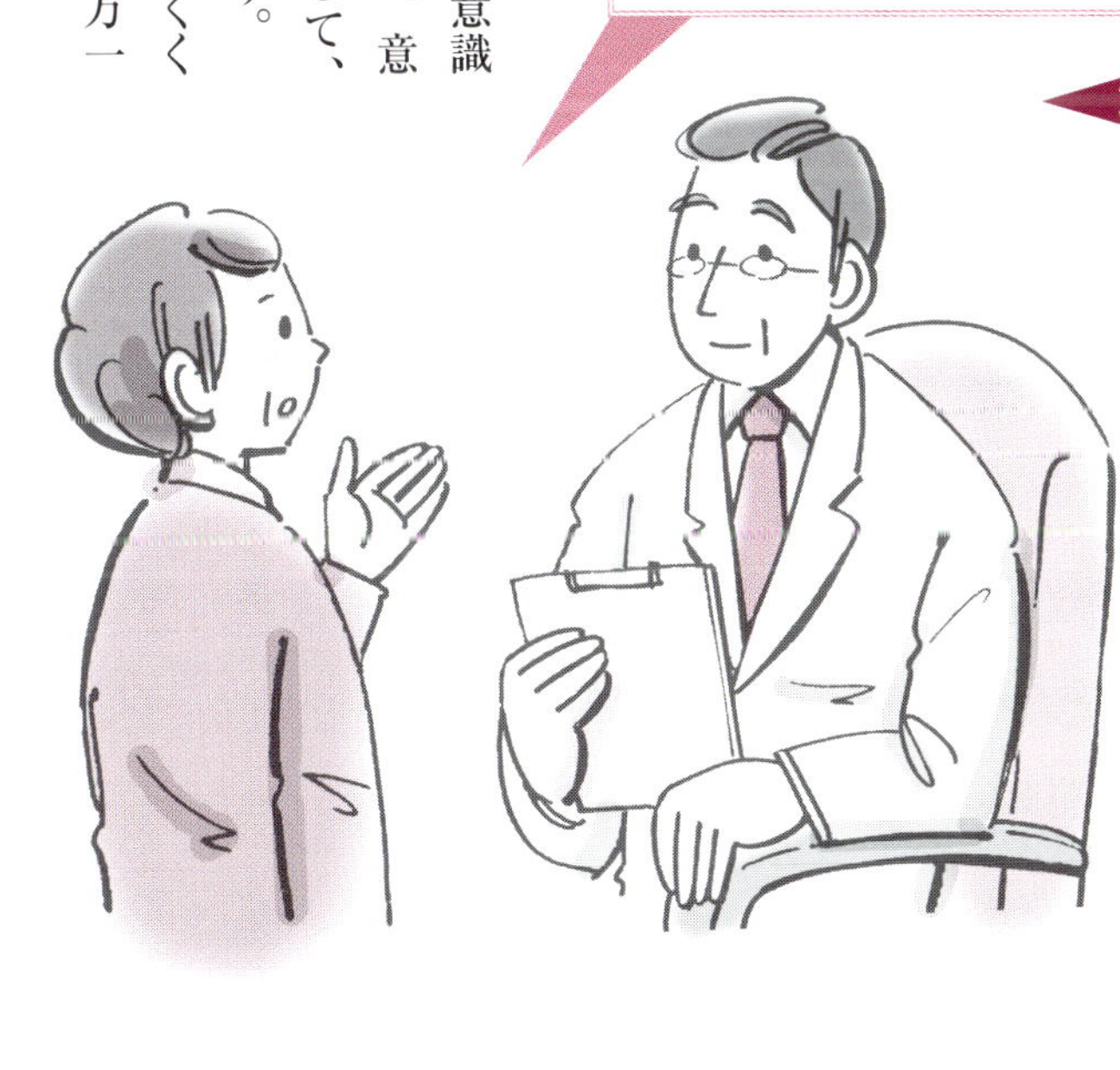

「薬はまだ続けたほうがいいですか？」などと聞いてみる

ケースで知る 本人の気持ち

家族の支えがありがたかった

プロフィール

50代男性のEさん。脳梗塞を発症後、記憶障害や見当識の障害、意欲の低下、脱抑制がみられるように。高次脳機能障害と診断されました。

意欲の低下が生じている人は、リハビリも各種手続きも、自分から進んですることはできません。家族が積極的に働きかけることが、本人にとって大きな力となります。

❶ Eさんは自分で起き上がるタイミングがつかめず、ついゴロゴロしがち。家事や用事をしてみても、失敗することが多く、自信を失っていました。

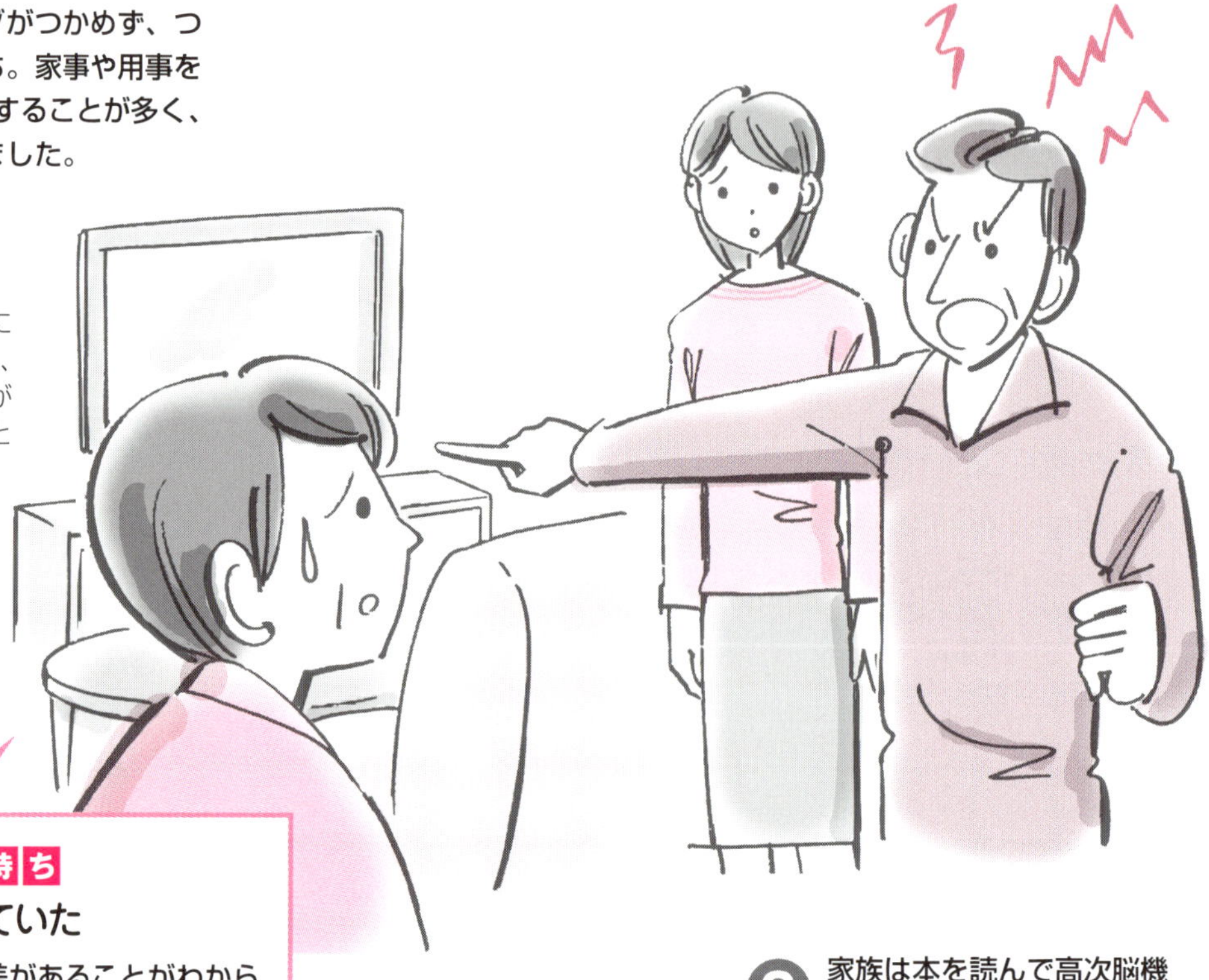
刺激を減らすためにテレビを切ると、「音があったほうが落ち着くんだ！」と怒り出した

家族の気持ち

対応に困っていた

症状に個人差があることがわからず、困っていた。それでも、Eさんには支えが必要だと考え、医療機関や当事者団体で助言を受けた。

❷ 家族は本を読んで高次脳機能障害について学びました。しかし、本に書かれている対応法が、Eさんに合わないこともあり、困惑していました。

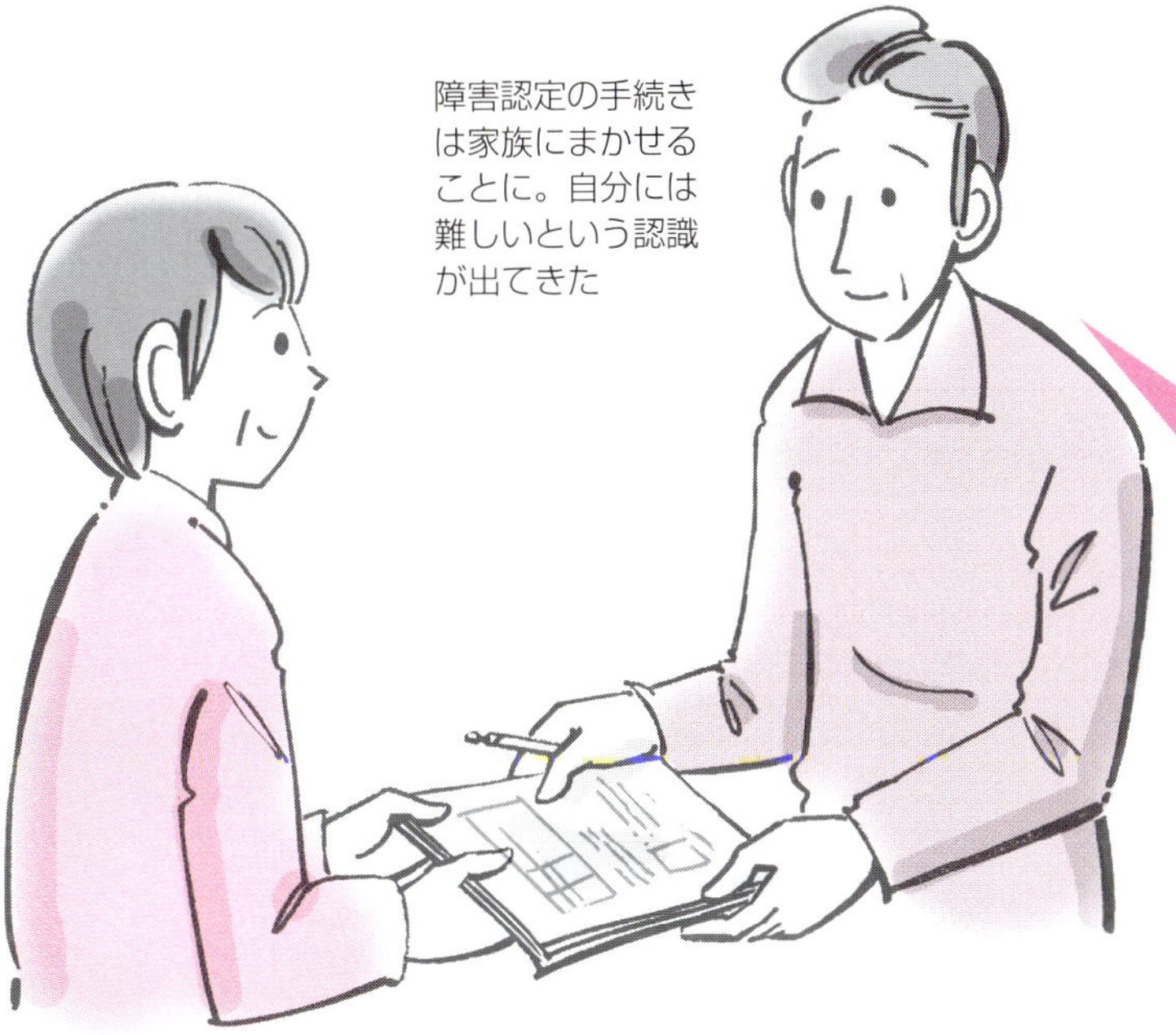

障害認定の手続きは家族にまかせることに。自分には難しいという認識が出てきた

❸ 家族は第三者の助言をもとにして、Eさんにチェックリストの活用をすすめました。また、家族を頼ってほしいということも、思い切って伝えました。

本人の気持ち①

自分だけでやろうとしない

退院直後は以前の自分と変わらないと感じていたが、チェックリストを使ううちに、症状をじょじょに自覚。なんでも自分でやろうとせず、家族を頼ろうと考えた。

❹ Eさんは家族を頼りはじめました。すると、生活リズムが少しずつ改善。また、行動を無理じいされている意識がなくなり、かんしゃくを起こすことも減りました。

本人の気持ち②

できることは一生懸命に

できないこともあるが、できることに目を向けて、そちらをがんばろうと考えた。力仕事や以前から担当していた家事には、それまで以上に積極的になった。

❺ Eさんが落ち着くことで、家族もひと安心。対応に苦慮して精神的にまいっていたので、家族もまたいやされました。お互いにいやし合える関係になってきました。

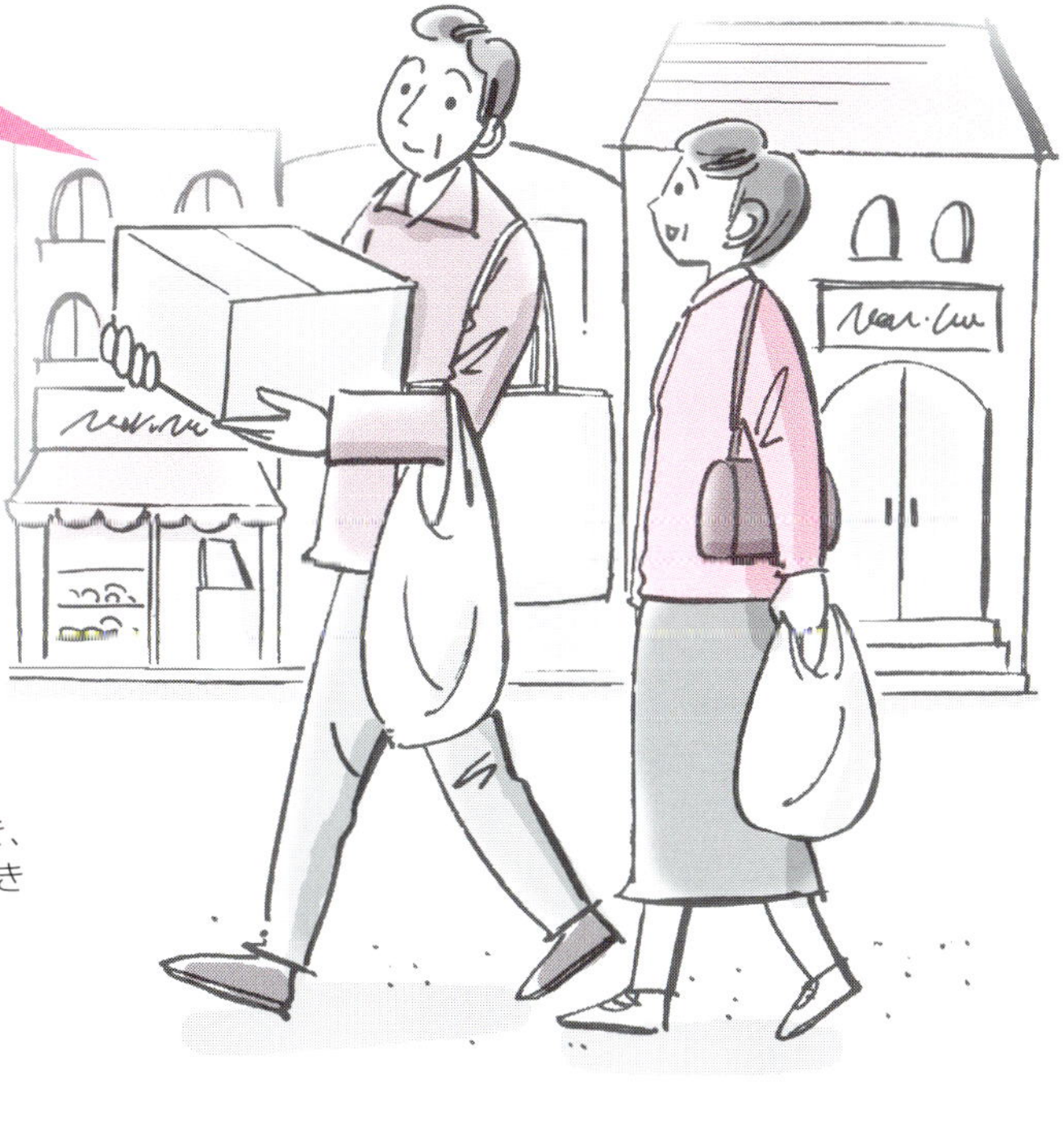

いっしょに買い物に行き、重いものを持つなど、できることもたくさんある

福祉

手帳や障害年金をどこまで利用できるのか

高次脳機能障害の診断を受けた人は、精神障害者保健福祉手帳や障害年金を利用できます。また、年齢や健康状態によっては別の制度も使えます。早めにソーシャルワーカーなどに相談してください。

法律がある程度、整備されている

日本では、精神保健福祉法をはじめとする各種福祉法が整備されています。

高次脳機能障害の診断を受けた人は、診断書などの書類をそろえて申請をおこなうと、福祉法にもとづくサービスを利用できます。

患者さんの多くは、精神障害者保健福祉手帳を取得して、生活支援を受けています。また、障害年金を取得して、経済的なサポートを受けることもできます。

詳細は、市区町村の福祉担当窓口や年金担当窓口に問い合わせましょう。また、医療機関にソーシャルワーカーがいる場合には、そこでも相談できます。

早めに準備をはじめる

手帳や障害年金、各種手当については、入院中から準備をはじめられれば理想的でしょう。いずれも医師の診断書が必要となります。本人の状態をよく知っている医師や医療スタッフに、こまめに相談してください。

初診日が基準に
精神障害者保健福祉手帳や障害年金は、初診日を基準として、取得できる日が決まる

0ヵ月

■各種手当の申請

在職中に脳損傷をおった人は、傷病手当金や失業にともなう手当を受給できる場合がある。また、人によっては特別障害者手当、特別児童扶養手当などの受給対象となる。いずれも発症直後から手続きできる可能性があるため、問い合わせを。

相談先

仕事関係の手当は、勤務先か加入している保険組合に問い合わせる

診断に関わる障害関連の手当については市区町村の福祉担当窓口へ

■各種手帳の申請

障害者手帳を取得すると、福祉サービスや、一部の税負担の免除、各種料金の減免などの支援が受けられます。経済的な支援が多く、生活を立て直すうえで大きなたすけとなります。ただし、高次脳機能障害の人がとりやすい精神障害者保健福祉手帳は、初診日から6ヵ月以上経過していないと取得できません。

相談先

いずれの手帳も申請は市区町村の福祉担当窓口か、各地域の指定の機関へ

手帳取得の基準については、医療機関で医師やソーシャルワーカーに相談できる

療育手帳のことは児童相談所など、保育・教育関連機関がくわしい場合も

身体障害者手帳

手足や目、耳など体の障害がある人が、規定に当てはまった場合に取得できる。等級表が明確に規定されている。診断書を提出して申請する。高次脳機能障害の場合、失語症は言語障害で取得できる。

療育手帳

知的障害がある人が取得できる。18歳未満の時点で障害認定を受けていることが条件に。高次脳機能障害の場合、子どもが脳損傷後、各症状によって知的機能の低下を生じた場合に取得できる。地域によって名称が異なる。

精神障害者保健福祉手帳

精神疾患の患者さんが取得できる。高次脳機能障害の人は「器質性精神障害」の診断を受けて申請することが多い。精神科で診断書をもらうのが一般的だが、リハビリ科などでも診断してもらえる。

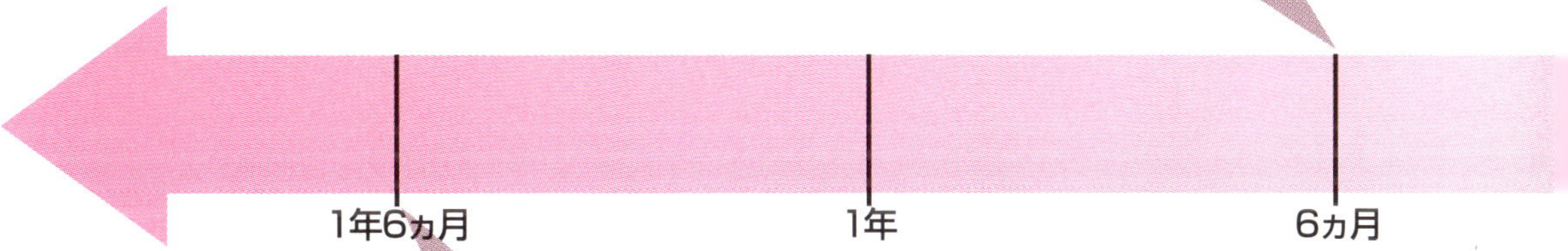

■障害年金の申請

脳損傷を発症した時点で年金に加入していることが条件。通常は、初診日から1年6ヵ月後が障害認定日となり、その段階で高次脳機能障害(器質性精神障害)の診断書を提出して申請する。受給金額は人によって異なる。保険料滞納期間がある人は受給できない場合も。

相談先

国民年金に加入している自営業者や学生は、市区町村の年金担当窓口へ

厚生年金や共済年金については、加入先の保険組合か社会保険事務所へ

福祉

職業リハビリサービスを使って仕事につく

退院してしばらくすると、仕事や家事への復帰を考える時期がきます。家事は家族どうしの協力によって補えますが、仕事には勤務先の協力が必要です。就労支援機関のサービスを利用すると、復職しやすくなります。

仕事に戻るまでのルートは人それぞれ

就労・復職へのルートは人それぞれに異なります。高次脳機能障害の程度の違いがあり、その人がついていた仕事もまた、個々に違うからです。

医療機関で助言を受けただけで、もとの職場に戻る人もいれば、就労支援機関を利用して専門的なリハビリを受け、それまでとは別の仕事をはじめる人もいます。

復職にこだわると、もとの職場とうまくいかず、かえってストレスになる場合も。それよりも、社会とのつながりをつくることを優先してください。そのなかで、自分に合った働き方や暮らし方がみえてきます。

医療・福祉はサポート役

仕事に関しては、医療機関や福祉機関は基本的には対応していません。相談して助言を受けることはできますが、あくまでもサポートです。

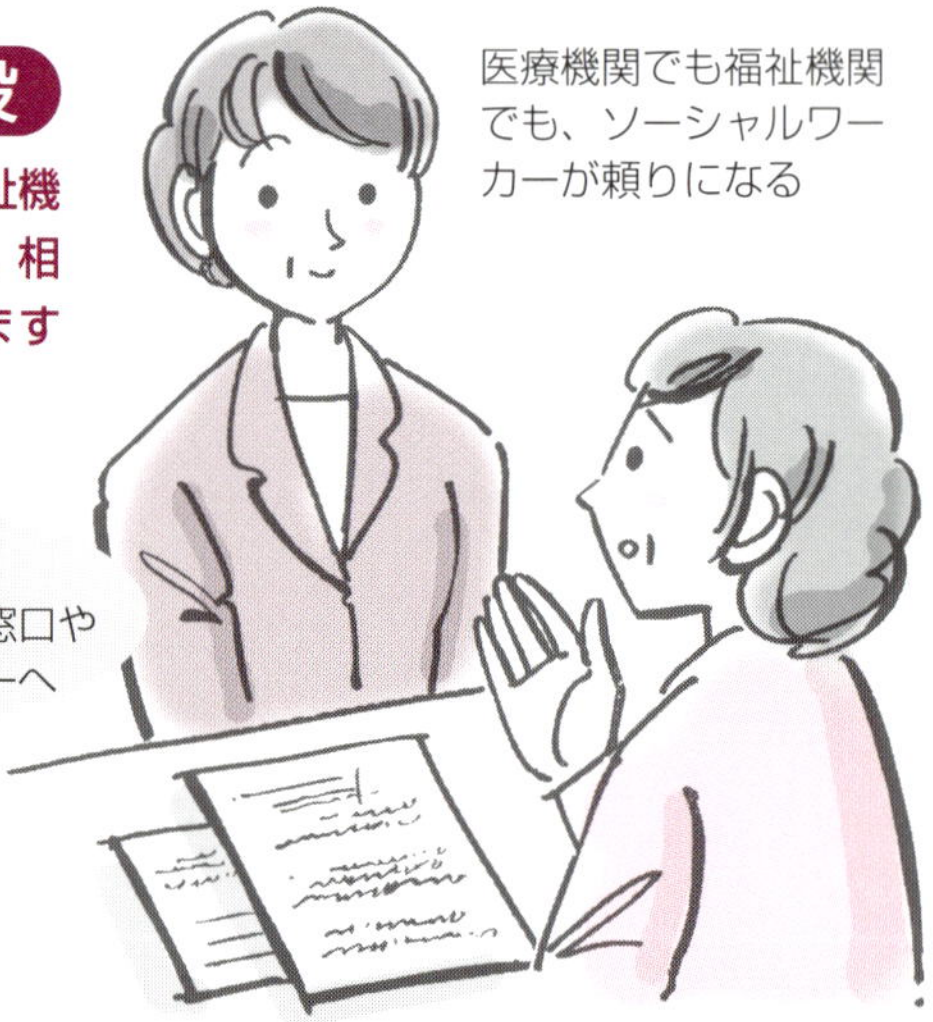

医療機関でも福祉機関でも、ソーシャルワーカーが頼りになる

相談先
医療機関の事務担当窓口やソーシャルワーカーへ

医療的な就労支援

休職・復職に必要な診断書の作成は頼める。また、復職に向けての助言を受けること、職場への医療情報提供なども、協力してもらえる場合がある。

福祉的な就労支援

役所や高次脳機能障害支援センターが就労支援プログラムを実施・紹介している場合があるが、必ずではない。各種手当の相談が中心に。

相談先
役所の福祉担当窓口や各種福祉機関へ

サービスの内容

1 相談する

各センターの担当者に相談。障害者職業カウンセラーが支援にくわしい

2 評価を受ける

診断書に加え、センターでも検査をおこない、現在の職業能力をはかる。スキルシートなどをつくり、本人も少しずつ自覚する

3 練習する

パソコンの使用、書類の処理など、実務的な練習を実施。能力をはかる。新しい職場をめざして実習をおこなう場合、ジョブコーチという支援者がつくこともある

4 就労する

現状をふまえて、就労をめざす。ジョブコーチが定期的に職場を訪れ、本人・同僚に助言して、職場定着を支援する

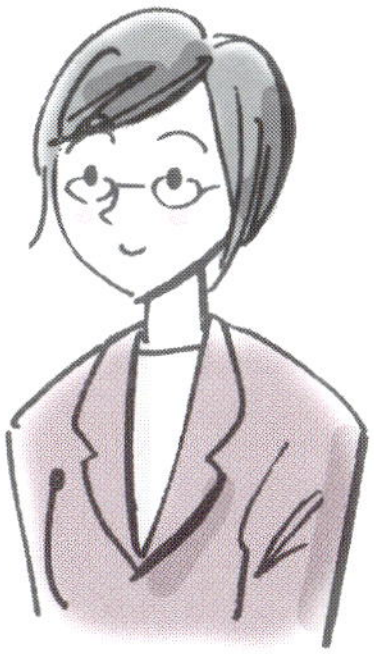

ジョブコーチは職場定着をサポートする役

就労専門機関がある

仕事のことは、就労支援の専門機関に相談しましょう。なかには障害がある人の就労にくわしい機関もあり、復職支援を受けられます。

職業リハビリテーションサービス

仕事に関するリハビリのことを「職業リハビリ」という。求人募集の紹介や、復職準備のための講習、就労時の援助など、働くことに特化した支援をおこなう機関がある

相談先

地域障害者職業センターや障害者就業・生活支援センターへ。ハローワークに障害者雇用にくわしい担当者がいる場合も

就労・復職

それまでと違う仕事につく人も、もとの職場に戻る人も、働きはじめてからも支援を受ける

POINT 職場に伝えたいこと

同僚が高次脳機能障害の概要を理解してくれると、職場定着がスムーズに。医療機関や就労支援機関から、情報提供をしてもらう。もとの職場に戻る場合も、担当業務を現在の状態に合ったものに調整してもらうとよい。

家族が各種保険の内容を見直し、請求する

発症後は生活にさまざまな変化が出るため、各種保険を見直す必要があります。また、交通事故によって脳を損傷した人は、その事後手続きが必要です。いずれも家族が中心となっておこないましょう。

いま入っている保険を確認

発症後は各種保険を確認し、必要に応じて請求書類をつくる必要が出てきます。まずはいま加入している保険の詳細を見直してください。

家族が本人にかわって保険証書などを見直し、内容を確認する

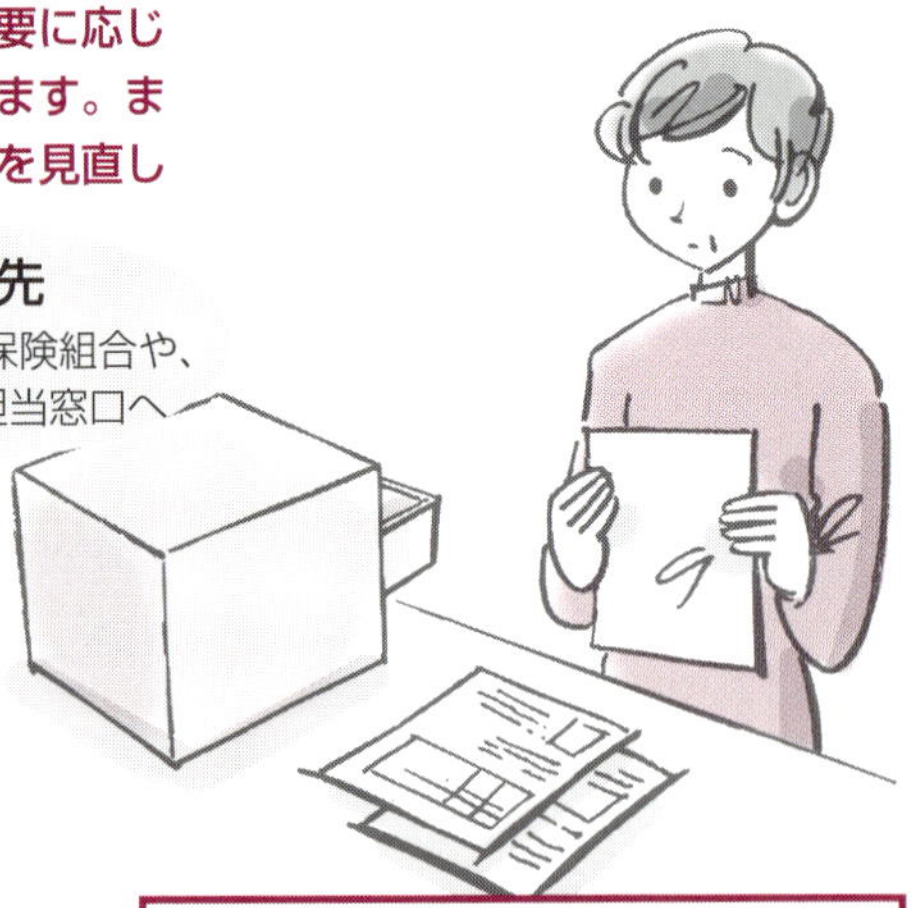

健康保険

医療費の支払いや、障害年金の申請などに関わる。医療費が高額になった場合には高額療養費制度を利用して、払い戻しを受けられる場合も。

相談先
加入している保険組合や、役所の福祉担当窓口へ

雇用保険

脳損傷によって失業した人は、雇用保険に加入していれば失業保険の給付が受けられる。また、状態によっては傷病手当金が給付される場合も。

相談先
もとの勤務先や、職業関連機関へ

生命保険

特約条項を確認する。高次脳機能障害だけではとくに給付がない場合が多い。重度障害も残った場合には、特約が適用されることがある。

相談先
加入先の保険会社へ。障害については福祉機関へ

交通事故にあった人はさらに確認

労災保険

通勤中・勤務中の事故で脳損傷をおった人は、労災保険の適用となる場合がある。

相談先
労働基準監督署か、市区町村の福祉担当窓口へ

自賠責保険

交通事故の場合は、自賠責保険による賠償請求などが可能となる場合がある。

相談先
加入先の保険会社や、日弁連の交通事故相談窓口へ

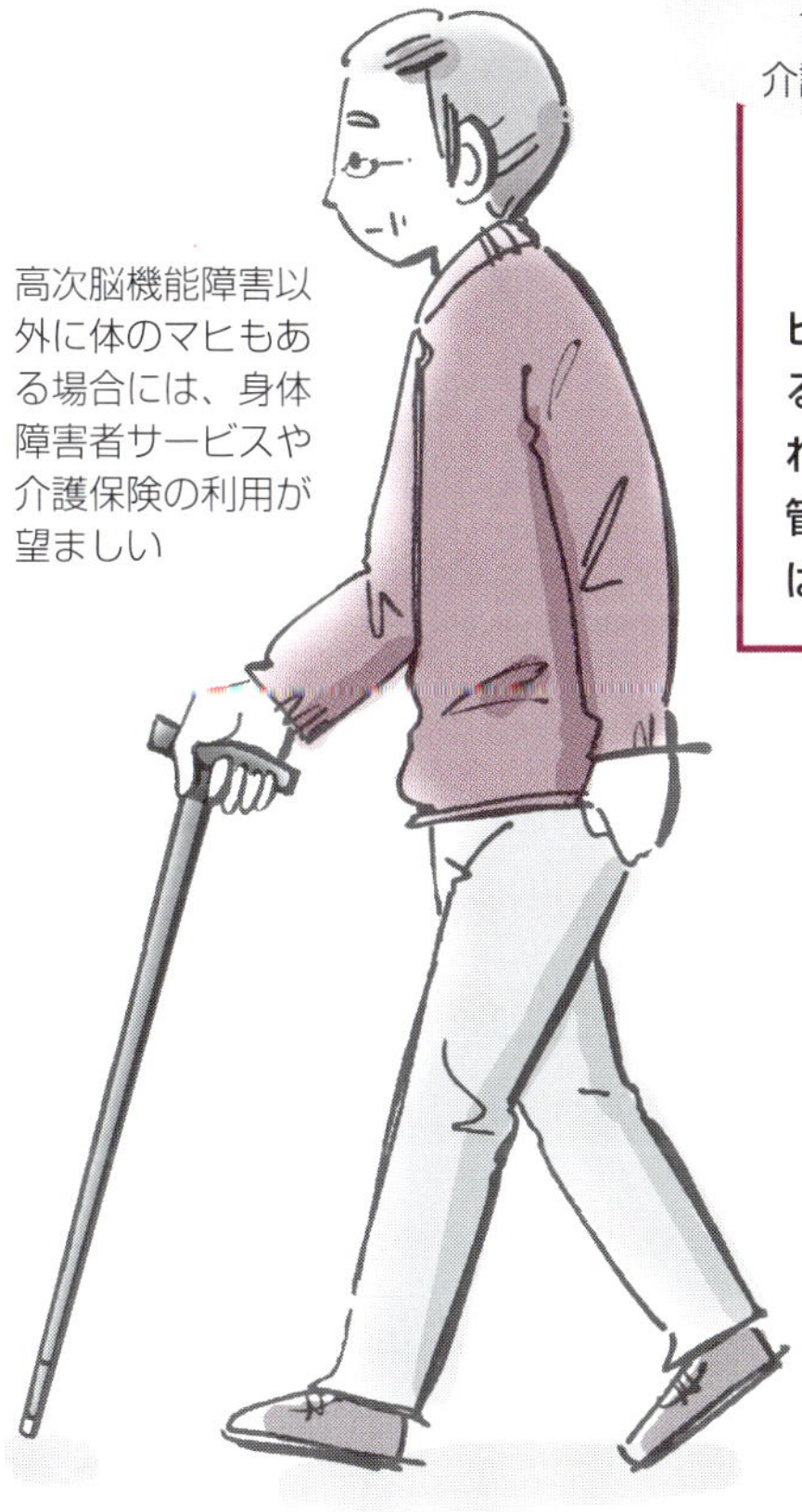
相談先
市区町村の
介護担当窓口へ
高次脳機能障害以外に体のマヒもある場合には、身体障害者サービスや介護保険の利用が望ましい
相談先
市区町村の福祉担当窓口へ

介護保険

状態に応じて、各種サービスを利用できるようになる。脳損傷だけでは認定されない。40歳以上の脳血管障害の患者さんの場合には認定の可能性がある。

福祉サービス

障害の診断や、手帳の取得によって、デイサービスなどが利用可能に。地域によって内容が異なるため、役所に確認を。

介護保険や福祉サービスも検討

脳損傷によって障害をおった場合、とくに40歳以上の脳血管障害の患者さんは、介護保険の給付が受けられる可能性があります。また、手帳を取得した人は各種福祉サービスを利用できます。

家族が中心になって手続きをする

各種保険の確認や見直しを、本人が自発的におこなうことは難しいでしょう。家族が中心となってください。

ただし、高次脳機能障害の診断だけで受給できるものは多くはありません。

脳血管障害で四〇歳以上の場合や、脳損傷によって失業した場合、交通事故が脳損傷のきっかけだった場合などに、保険料の請求が可能となることがあります。

家族が相談窓口を利用しながら、詳細を確かめ、手続きをおこないましょう。

成年後見制度が必要になる人も

遂行機能障害や判断力の低下によって、財産や重要書類などの管理が難しくなっている人は、成年後見制度の利用を考えましょう。

成年後見制度は、後見人を立てて、財産などの管理をまかせるための制度。完全にまかせる後見のほかに、部分的にサポートしてもらう保佐や補助の制度もあり、症状に応じた依頼ができます。

くわしくは、家庭裁判所や社会福祉協議会に相談してください。

COLUMN

近隣の当事者団体を探す方法

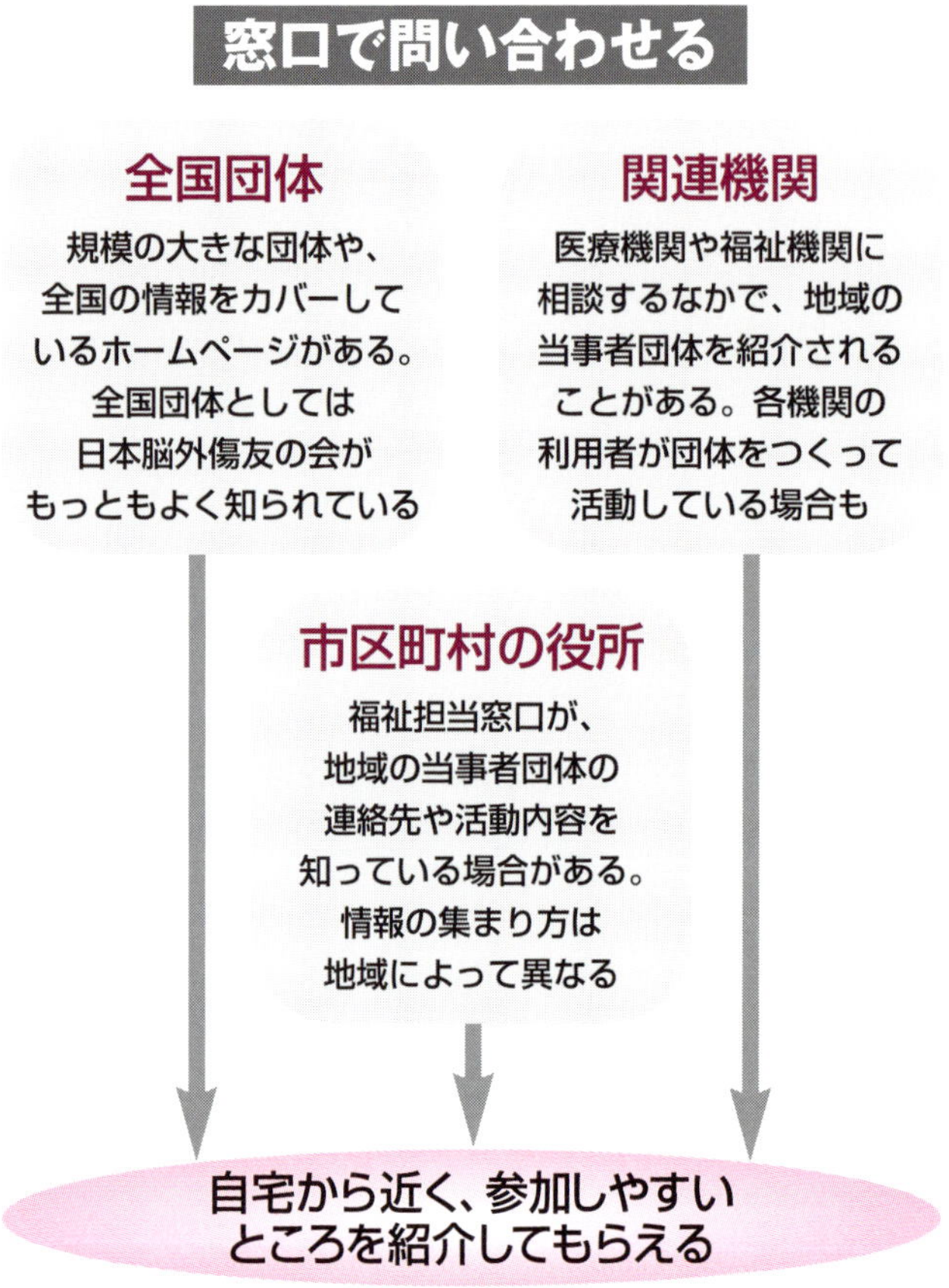
窓口で問い合わせる
全国団体
規模の大きな団体や、全国の情報をカバーしているホームページがある。全国団体としては日本脳外傷友の会がもっともよく知られている
関連機関
医療機関や福祉機関に相談するなかで、地域の当事者団体を紹介されることがある。各機関の利用者が団体をつくって活動している場合も
市区町村の役所
福祉担当窓口が、地域の当事者団体の連絡先や活動内容を知っている場合がある。情報の集まり方は地域によって異なる
自宅から近く、参加しやすいところを紹介してもらえる

家族以外の人の話は素直に聞ける

当事者団体は、高次脳機能障害の人やその家族たちが、主に情報交換をするための集まりです。

同じ診断を受けているといっても、年代や家庭環境、症状の現れ方は人によってさまざま。そのため、当事者団体に参加することは、障害の全体像や多様性を理解するためのたすけとなります。

家族どうしで相談するとどうしても感情的になりがちです。同じ内容を、当事者団体で第三者に言われると、客観的に理解でき、素直に聞けることもあります。

医療機関などで問い合わせてみてください。また、各都道府県に設置されている高次脳機能障害の支援拠点にも相談してみましょう。

■監修者プロフィール

橋本 圭司（はしもと・けいじ）

1973年、東京都生まれ。はしもとクリニック経堂理事長。昭和大学医学部リハビリテーション医学講座准教授。医学博士。

東京慈恵会医科大学医学部卒業。東京都リハビリテーション病院、神奈川リハビリテーション病院、東京医科歯科大学難治疾患研究所、東京慈恵会医科大学リハビリテーション医学講座、国立成育医療研究センターなどをへて、現職。

主な著書に『高次脳機能障害　どのように対応するか』（PHP新書）、『高次脳機能を育てる』（関西看護出版）など。

■参考資料

橋本圭司著『高次脳機能障害がわかる本』（法研）

橋本圭司著『高次脳機能障害　どのように対応するか』（PHP新書）

橋本圭司著『高次脳機能を育てる』（関西看護出版）

橋本圭司著『生活を支える高次脳機能リハビリテーション』（三輪書店）

宇佐美総子著、多以良泉己特別協力『幸せをはこぶ　天使のパン』（主婦と生活社）

NPO法人日本脳外傷友の会編『Q&A脳外傷【第3版】高次脳機能障害を生きる人と家族のために』（明石書店）

中島八十一／寺島彰編『高次脳機能障害ハンドブック―診断・評価から自立支援まで』（医学書院）

健康ライブラリー　イラスト版

高《こう》次《じ》脳《のう》機《き》能《のう》障《しよう》害《がい》のリハビリがわかる本《ほん》

2012年3月12日　第1刷発行
2024年9月5日　第12刷発行

監　修　橋本圭司（はしもと・けいじ）

発行者　森田浩章

発行所　株式会社講談社
東京都文京区音羽二丁目12-21
郵便番号　112-8001
電話番号　編集　03-5395-3560
販売　03-5395-4415
業務　03-5395-3615

印刷所　TOPPAN株式会社

製本所　株式会社若林製本工場

N.D.C. 493　98p　21cm

ISBN978-4-06-259760-9

●編集協力　オフィス201　藤本郁子
●カバーデザイン　松本　桂
●カバーイラスト　長谷川貴子
●本文デザイン　勝木雄二
●本文イラスト　さとう久美　千田和幸

講談社　健康ライブラリー　イラスト版

自閉症スペクトラムがよくわかる本

信州大学医学部子どものこころの発達医学教室教授
本田秀夫　監修

原因・特徴から受診の仕方、育児のコツまで、基礎知識と対応法が手にとるようにわかる！

ISBN978-4-06-259793-7

失語症のすべてがわかる本

加藤正弘、小嶋知幸　監修

言葉の回復力は年単位、家族の理解がいちばんの助け。失語症の原因と治療、いますぐ役立つコミュニケーション法

ISBN978-4-06-259407-3

嚥下障害のことがよくわかる本　食べる力を取り戻す

浜松市リハビリテーション病院　病院長
藤島一郎　監修

家庭でもできる訓練法、口腔ケア、安全な食べ方・調理法など、誤嚥を防ぎ、食べる力を取り戻すリハビリ術を徹底解説。

ISBN978-4-06-259786-9

講談社　こころライブラリー　イラスト版

うつ病・躁うつ病で「休職」「復職」した人の気持ちがわかる本

メディカルケア虎ノ門院長
五十嵐良雄　監修

休職中の不安や絶望、治療への不信、復帰直後の焦り……職場復帰に成功した人たちの発症から休職、復職にいたるまで。

ISBN978-4-06-278972-1

まだ間に合う！今すぐ始める認知症予防　軽度認知障害（MCI）でくい止める本

東京医科歯科大学特任教授／メモリークリニックお茶の水院長
朝田　隆　監修

脳を刺激する最強の予防法「筋トレ」＆「デュアルタスク」記憶力、注意力に不安を感じたら今すぐ対策開始！

ISBN978-4-06-259788-3

脳卒中の再発を防ぐ本

杏林大学医学部教授・脳卒中センター長
平野照之　監修

発症後1年間は、とくに再発の危険が高い。“2度目”を起こさないための治療や生活を徹底解説。

ISBN978-4-06-516835-6

目の病気がよくわかる本　緑内障・白内障・加齢黄斑変性と網膜の病気

筑波大学医学医療系眼科教授
大鹿哲郎　監修

目の見え方に不安を感じたら今すぐ検査と対策を！最新治療と見やすさを助ける生活術を徹底解説。

ISBN978-4-06-259803-3

認知症の人のつらい気持ちがわかる本

川崎幸クリニック院長
杉山孝博　監修

「不安」「恐怖」「悲しみ」「焦り」の感情回路。症状が進むにつれて認知症の人の「思い」はどう変化していくのか？

ISBN978-4-06-278968-4